Alenka Scholz

Die paradoxe endotheliale Funktion des HDL bei Niereninsuffizienz

Alenka Scholz

Die paradoxe endotheliale Funktion des HDL bei Niereninsuffizienz

Eine experimentelle Arbeit

Südwestdeutscher Verlag für Hochschulschriften

Impressum / Imprint

Bibliografische Information der Deutschen Nationalbibliothek: Die Deutsche Nationalbibliothek verzeichnet diese Publikation in der Deutschen Nationalbibliografie; detaillierte bibliografische Daten sind im Internet über http://dnb.d-nb.de abrufbar.

Alle in diesem Buch genannten Marken und Produktnamen unterliegen warenzeichen-, marken- oder patentrechtlichem Schutz bzw. sind Warenzeichen oder eingetragene Warenzeichen der jeweiligen Inhaber. Die Wiedergabe von Marken, Produktnamen, Gebrauchsnamen, Handelsnamen, Warenbezeichnungen u.s.w. in diesem Werk berechtigt auch ohne besondere Kennzeichnung nicht zu der Annahme, dass solche Namen im Sinne der Warenzeichen- und Markenschutzgesetzgebung als frei zu betrachten wären und daher von jedermann benutzt werden dürften.

Bibliographic information published by the Deutsche Nationalbibliothek: The Deutsche Nationalbibliothek lists this publication in the Deutsche Nationalbibliografie; detailed bibliographic data are available in the Internet at http://dnb.d-nb.de.

Any brand names and product names mentioned in this book are subject to trademark, brand or patent protection and are trademarks or registered trademarks of their respective holders. The use of brand names, product names, common names, trade names, product descriptions etc. even without a particular marking in this works is in no way to be construed to mean that such names may be regarded as unrestricted in respect of trademark and brand protection legislation and could thus be used by anyone.

Coverbild / Cover image: www.ingimage.com

Verlag / Publisher:
Südwestdeutscher Verlag für Hochschulschriften
ist ein Imprint der / is a trademark of
OmniScriptum GmbH & Co. KG
Heinrich-Böcking-Str. 6-8, 66121 Saarbrücken, Deutschland / Germany
Email: info@svh-verlag.de

Herstellung: siehe letzte Seite /
Printed at: see last page
ISBN: 978-3-8381-3585-4

Zugl. / Approved by: Berlin, Charité-Universitätsmedizin Berlin, Diss., 2009

Copyright © 2013 OmniScriptum GmbH & Co. KG
Alle Rechte vorbehalten. / All rights reserved. Saarbrücken 2013

Inhaltsverzeichnis

INHALTSVERZEICHNIS I

ABBILDUNGSVERZEICHNIS III

TABELLENVERZEICHNIS IV

ABKÜRZUNGSVERZEICHNIS V

1. EINLEITUNG 1
   1.1 Gefäßaufbau 2
      1.1.1 Das Endothel – Funktion und Dysfunktion 3
   1.2 Lipoproteine und ihre pathogenetische Bedeutung 14
      1.2.1 Lipoproteine allgemein 14
      1.2.2 Das HDL 17
      1.2.3 S1P und seine Rezeptoren 22
   1.3 Fragestellung und Zielsetzung 24

2. MATERIAL UND METHODEN 27
   2.1 Geräte und Software 27
      2.1.1 Der Kleingefäßmyograph 27
      2.1.2 Weitere Geräte 34
   2.2 Materialien 35
      2.2.1 Einmalmaterialien 35
      2.2.2 Mehrfachmaterialien 35
      2.2.3 Lösungen 36
   2.3 Methodik 39
      2.3.1 Isolation des HDL 39
      2.3.2 FPLC 41
      2.3.3 Natrium-Dodecyl-Sulfat-Polyacrylamid-Gelelektrophorese (SDS-PAGE) 43
      2.3.4 Western Blot 44
      2.3.5 Aufbereitung der Proben 46
      2.3.6 Versuche am Kleingefäßmyographen 47

3. ERGEBNISSE 53
   3.1 Qualitätskontrolle der HDL-Isolation 53
   3.2 Dosisabhängige Dilatation von C57Bl6-Mausaorten durch HDL gesunder Probanden, Acetylcholin und SNP 55
   3.3 Vasodilatation durch HDL niereninsuffizienter Patienten im Vergleich zur Relaxation durch Applikation von ACh und SNP 57

3.4	Interindividuelle Unterschiede der Vasodilatation durch HDL kranker Probanden	58
3.5	Vasorelaxation durch HDL niereninsuffizienter Patienten im Vergleich zum HDL gesunder Probanden	59
3.6	Vergleich der Vasorelaxation durch HDL gesunder Probanden verglichen mit HDL terminal niereninsuffizienter Patienten unter/ohne L-NAME	61
3.7	SDS-PAGE des HDL gesunder Probanden verglichen mit HDL niereninsuffizienter Patienten	63
3.8	Western Blot des HDL gesunder Probanden verglichen mit HDL niereninsuffizienter Patienten	65
4.	**DISKUSSION**	**67**
4.1	Das HDL des Gesunden	67
4.2	Das HDL des niereninsuffizienten Patienten	69
4.3	Ursachenforschung	70
4.4	Ausblick	74
5.	**ZUSAMMENFASSUNG**	**79**
6.	**LITERATURVERZEICHNIS**	**81**

Abbildungsverzeichnis

Abbildung 1: Aufbau der Gefäßwand einer Arterie 3
Abbildung 2: Synthese von NO aus L-Arginin, NADPH und O_2 6
Abbildung 3: Endotheldysfunktion 8
Abbildung 4: Entstehung atherosklerotischer Plaques 11
Abbildung 5: Formation von HDL Molekülen 19
Abbildung 6: Das HDL-Molekül mit seinen unterschiedlichen Komponenten 21
Abbildung 7: Ein Kleingefäßmyograph (Modell 310A) der Firma Danish
 Myotechnology 28
Abbildung 8: Schematische Zeichnung des Aufbaus des DMT-310A 29
Abbildung 9: Versuchsaufbau 31
Abbildung 10: Eichung des Kraftmessers mit Hilfe einer Kalibrierungswaage 34
Abbildung 11: Western-Blot-Aufbau 45
Abbildung 12: Schematische Zeichnung der Kammer des Myographen mit
 Trägerbacken, Gefäßring und Drähten 49
Abbildung 13: FPLC von Serum und HDL im Vergleich 53
Abbildung 14: DWK von HDL (Gesunde) und ACh an vorkontrahierten
 Aortenringen von C57Bl6 - Mäusen am Kleingefäßmyographen 55
Abbildung 15: Durch HDL niereninsuffizienter Patienten ausgelöste
 Vasorelaxation 57
Abbildung 16: Interindiviuelle Unterschiede im kranken HDL 58
Abbildung 17: Vasorelaxation durch HDL Niereninsuffizienter im Vergleich
 zum HDL gesunder Probanden 59
Abbildung 18: Vergleich der Kontraktionskraftreduktion durch HDL Gesunder
 versus Niereninsuffizienter nach PE-Vorkontraktion mit und
 ohne vorheriger Applikation von L-NAME 61
Abbildung 19: SDS-PAGE vom HDL gesunder Probanden (G 1-4) im
 Vergleich zum HDL niereninsuffizienter Patienten (K 1-4) 64
Abbildung 20: Western Blot vom HDL gesunder Probanden (1,3,9) im
 Vergleich zum HDL niereninsuffizienter Patienten (4,6,7) und
 künstlich oxidiertem HDL (2,10) 65

Tabellenverzeichnis

Tabelle 1: Geräte 35
Tabelle 2: Einmalmaterialien 35
Tabelle 3: Mehrfachmaterialien 36
Tabelle 4: Zusammensetzung der Tyrodelösung 36
Tabelle 5: Zusammensetzung der Kaliumchlorid-Lösung 37
Tabelle 6: Lösungen SDS-PAGE 38
Tabelle 7: Lösungen FPLC 38
Tabelle 8: Lösungen Western Blot 38

Abkürzungsverzeichnis

Abk.	Erklärung
ABCA	Adenosintriphosphat Binding Cassette Transporter A
ABCG	Adenosintriphosphat Binding Cassette Transporter G
ACAT	Acetyl-CoA:Cholesterol-Acyl-Transferase
ACh	Acetylcholin
ADP	Adenosindiphosphat
AKT	Serin/Threonin-Kinase
Apo	Apolipoprotein
Apo A-I	Apolipoprotein A-I
Apo A-II	Apolipoprotein A-II
Apo B-100	Apolipoprotein B-100
Apo B-48	Apolipoprotein B-48
Apo C	Apolipoprotein C
Apo E	Apolipoprotein E
ATP	Adenosintriphosphat
bzw.	beziehungsweise
Ca^{2+}	Calcium, 2fach positiv geladen
CaCl	Calciumchlorid
CETP	Cholesterolester-Transferprotein
cGMP	zyklisches Guanosinmonophosphat
CSE-Hemmer	Cholesterin-Synthese-Hemmer
d. h.	das heißt
DNA	Desoxyribonukleinsäure
DWK	Dosis-Wirkungs-Kurve
EDRF	Endothelium Derived Relaxing Factor

EDTA	Ethylendiamintetraessigsäure
eNOS	endotheliale NO-Synthase
ER	Endoplasmatisches Retikulum
FPLC	Fast Protein Liquid Chromatography
g	1 Gramm
G12/13	G-Protein mit Untereinheit $\alpha 12/13$
GFR	Glomeruläre Filtrationsrate
ggf.	gegebenenfalls
G_i-Protein	inhibierendes G-Protein
G-Protein	GTP-bindendes Protein
G_q-Protein	G-Protein mit Untereinheit αq
G_s-Protein	stimulierendes G-Protein
GTP	Guaninnukleotidtriphosphat
H_2O	Wasser
HDL	High Density Lipoprotein
HDL_2	High Density Lipoprotein, Subfraktion 2
HDL_3	High Density Lipoprotein, Subfraktion 3
HDL-C	High Density Lipoprotein - Cholesterol
HMG-CoA	3-Hydroxy-3-Methylglutaryl-Coenzym-A
HPLC	High Performance Liquid Chromatography
ICAM	Intercellular Adhesion Molecule
IgG	Immunglobulin G
IL-1	Interleukin-1
IL-8	Interleukin-8
ILDL	Intermediate Low Density Lipoprotein
iNOS	induzierbare NO-Synthase
ISDN	Isosorbitdinitrat

Abkürzungsverzeichnis

KBr	Kaliumbromid
KCl	Kaliumchlorid
kDa	1000 Dalton = 1 Kilo Dalton
KH2PO4	Kaliumdihydrogencarbonat
KHK	Koronare Herzkrankheit
l	1 Liter
LCAT	Lecithin Cholesterin Acyltransferase
LDL	Low Density Lipoprotein
L-Name	Nitro-L-Argininmethylester
LPA	Lysophosphatidsäure
LPC	Lysophosphatidylcholin
LPL	Lysophospholipide
LST	Lysosulfatid
MAP	Mitogen Activated Protein Kinase
MCP-1	Monocyte Chemoattractant Protein - 1
MCSF	Macrophage Colony Stimulating Factor
MDRD	Modification of Diet in Renal Disease
Mg2+	Magnesium
Mg-Sulfat	Magnesium-Sulfat
min	1 Minute
ml	1×10^{-3} Liter = 1 Milliliter
MMP	Matrix Metallo-Protease
mN	1×10^{-3} Newton = 1 Millinewton
NaCl	Natriumchlorid
NADPH	Nicotinsäureamid-Adenin-Dinukleotid-Phosphat
NaHCO3	Natriumhydrogencarbonat
NaN3	Natriumazid

nm	1×10^{-9} m = 1 Nanometer
nNOS	neuronale NO-Synthase
NO	Stickstoffmonoxid
NOS	Stickstoffmonoxid-Synthase
O_2	Sauerstoff
oxHDL	oxidiertes HDL
oxLDL	oxidiertes LDL
p38	p38-Kinase
PAF-AH	Platelet-Activating Factor Acetylhydrolase
pAVK	periphere arterielle Verschlusskrankheit
PBS	Phosphate Buffered Saline
PC	Phosphatidylcholin
PE	Phenylephrin
PEAF	Platelet-Endothelial-Adhesion-Factor
PLTP	Phospholipid-Transfer-Protein
PON	Paraoxonase
Rac	kleine GTPase
Ras	rat sarcoma, Proto-Onkogen
RCT	reverser Cholesteroltransport
Rho	kleine GTPase
S1P	Sphingosin-1-Phosphat
SAA	Serum Amyloid A
SDS-PAGE	Sodium Dodecylsulfate Polyacrylamide Gel Electrophoresis
sGC	lösliche Guanylatzyklase
SNP	Natriumnitroprussid
SPC	Sphingosylphosphorylcholin
sPLA2	sekretorische Phospholipase A

SRB1	Scavenger Receptor B 1
SVM	Small Vessel Myograph, Kleingefäßmyograph
TBS-T	Trisgepufferte Salzlösung + Tween
TNF-α	Tumor-Nekrose-Faktor-α
u. a.	unter anderem
v. a.	vor allem
VCAM-1	Vascular Cell Adhesion Molecule 1
VEGF	Vascular Endothelial Growth Factor
VLDL	Very Low Density Lipoprotein
z. B.	zum Beispiel
°C	Grad Celsius
µm	1×10^{-6} m = 1 Mikrometer
4-D-Studie	Die Deutsche Diabetes Dialyse Studie

1. Einleitung

Das High Density Lipoprotein (HDL), ein heterogenes Lipoprotein, besitzt multiple antiatherogene Eigenschaften [1], wie die Blockade der Monozytenchemotaxis, und -adhäsion, die Blockade der Low Density Lipoprotein (LDL) -Oxidation und damit der durch oxidiertes LDL (oxLDL) induzierten endothelialen Dysfunktion. Zudem wirkt HDL der Plättchenaktivierung sowie der Bildung des Gerinnungsfaktors X entgegen und schützt Endothelzellen vor der Apoptose [2]. In der Konsequenz stellt eine Erhöhung des HDL-Plasmaspiegels, in Gegenregulation zu vermehrt modifiziertem LDL, einen wichtigen therapeutischen Ansatz in der antiatherogenen Behandlung dar [3]. Besonders der Mechanismus der durch HDL induzierten Freisetzung von Stickstoffmonoxid (NO) aus Endothelzellen, welche mit einer Vasodilatation und einem Absinken des arteriellen Blutdrucks einhergeht, steht im Fokus der Forschung. Wie in mehreren klinischen und epidemiologischen Studien gezeigt werden konnte [4-6], korreliert ein hoher HDL-Plasmaspiegel invers mit dem Fortschreiten der Atherosklerose. Zudem besitzen Medikamente, die einen Anstieg der HDL-Plasmakonzentration bewirken, antiatherogene Effekte [7]. Es ist daher von entscheidender Bedeutung den genauen Mechanismus der NO-Synthese zu kennen, um auf diesem Wege weitere mögliche pharmakologische Ansatzpunkte zur Behandlung der Atherosklerose und Hypertonie zu entschlüsseln. Als Risikofaktoren für eine Herz-Kreislauf-Erkrankung stellen diese beiden Krankheitsentitäten die häufigste Todesursache in Industrienationen dar [8].

Es konnte gezeigt werden, dass der Scavenger Rezeptor B1 (SRB1) für eine Bindung des HDL und damit für eine Aktivierung der endothelialen NO-Synthase (eNOS) essentiell ist [9]. Als Bindungspartner im HDL dient das Apolipoprotein A-I (Apo A-I). Allerdings hatte die alleinige in-vitro-Applikation von Apo A-I keinen Effekt auf den Gefäßtonus, was die Existenz einer weiteren, für die vasorelaxierende Wirkung des HDL verantwortlichen Komponente wahrscheinlich machte.

Ein erster Schritt auf dem Weg der Entschlüsselung des Mechanismus der eNOS-Aktivierung wurde getan, indem Lysophospholipide (LPL) als Bestandteile des HDL identifiziert wurden, die hauptverantwortlich für eine Vasorelaxation im Zielgefäß sind. Insbesondere das LPL Sphingosin-1-Phosphat (S1P) scheint mit seiner Bindung an den $S1P_3$-Rezeptor sowohl in vitro als auch an isolierten Aorten von

Ratten und Mäusen die NO-Freisetzung über eine Aktivierung der NO-Synthase zu bewirken [2].

Experimentell wurde dies anhand von Versuchen mit gepooltem HDL gezeigt, also einer Mischung verschiedener Proben. HDL ist jedoch ein heterogenes Molekül, welches sich in seiner Zusammensetzung im Individuum unterscheiden kann. Daher soll im Rahmen dieser Arbeit gezeigt werden, dass die gefäßerweiternde Wirkung des HDL von seiner individuellen Komposition abhängt.

In niereninsuffizienten Patienten lassen sich keine mit Gesunden vergleichbare Aussagen über ein Risikoprofil bezüglich der Plasmaanteile an LDL und HDL treffen. So konnten Kilpatrick und Kollegen in einer 2007 veröffentlichten Studie an 15 859 Patienten zeigen, dass ein erhöhter LDL- und Gesamtcholesterin-Plasmaspiegel entgegen den Erwartungen mit einer geringeren kardiovaskulären Mortalität einhergeht. Auch konnten HDL-Level nicht in Korrelation mit dem Risiko gebracht werden, an einer Herz-Kreislauf-Erkrankung zu versterben [10]. Es liegt somit nahe, in diesem Patientenkollektiv an eine qualitativ veränderte Lipoproteinstruktur zu denken, welche die Eigenschaften der Proteine zu denen von Lipoproteinen Gesunder verändert. Es bleibt aufzuklären, warum die Wirkung des HDL abgeschwächt zu sein scheint. Dies könnte sich einerseits etwa an einem geringeren Anteil an LPL festmachen, zum anderen könnte ein hoher Anteil oxidierter Moleküle mit dem in protektiver Intention freigesetzten NO interagieren oder die Gesamtfunktion der Lipoproteine beeinträchtigen. Damit käme es zu vermehrter Atherosklerose, welche das Outcome der Patienten erheblich verschlechterte. Auch diese Hypothese soll im Rahmen dieser Arbeit Bewertung finden.

1.1 Gefäßaufbau

Arterien sind aus drei Wandschichten aufgebaut, der Intima (Tunica interna), der Media (Tunica media) und der Adventitia (Tunica externa).

Die Intima ist die dem Lumen zugewandte Seite. Sie wird von Endothelzellen sowie einer gefensterten, aus feinen elastischen und kollagenen Fasern bestehenden Membran gebildet. Insbesondere diese Schicht ist für die Gefäßweite von Bedeutung, denn Endothelzellen sind Vermittler der Kontraktion, indem sie z. B. mit Elektrolytgemischen interagieren oder etwa NO freisetzen.

Einleitung 3

1.1.1 Das Endothel – Funktion und Dysfunktion

Das Endothel ist die trennende Zellschicht zwischen Lumen und der subendothelialen Bindegewebsschicht, welche das Gefäß formt. Es besteht aus Endothelzellen, die morphologisch Ähnlichkeit zu Epithelzellen besitzen und somit ebenfalls einer Basalmembran aufsitzen. Die Überlebenszeit einer Endothelzelle beträgt etwa 30 Jahre [11].

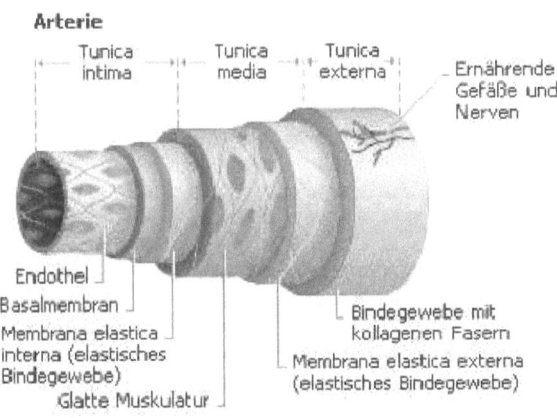

Abbildung 1: Aufbau der Gefäßwand einer Arterie
(nach: http://de.encarta.msn.com/encyclopedia_761567340/Arterie.html)

Aufgaben des Endothels

Zu den vielfältigen Aufgaben des Endothels gehört die Markierung des jeweiligen Aufenthaltsortes der Blutzellen durch die Exprimierung unterschiedlicher Oberflächenrezeptoren. Zudem reguliert es den trans- und perizellulären Substanzübertritt und bildet so eine Barriere zwischen Blut und Interstitium.
Die antiatherogenen und antithrombogenen Eigenschaften des Endothels werden durch die Produktion von Mediatoren bestimmt, die die Gefäßstruktur, den Gefäßtonus [11], die Koagulation, die Fibrinolyse und Entzündungsreaktionen steuern [12]. Bereits hier sei NO erwähnt, welches in diesen physiologischen Abläufen eine Schlüsselrolle übernimmt [13].

Die luminale Membran des Endothels ist negativ geladen. Auf diese Weise wird verhindert, dass ein Gefäß kollabiert und Blutzellen am Endothel hängen bleiben. Dies, aber auch die Produktion von gerinnungshemmenden Substanzen, vermag die Bildung eines Thrombus zu verhindern. Ist jedoch die Blutgerinnung, etwa im Falle einer Verletzung, erwünscht, so kann das Endothel auch die Gerinnung fördernde Mediatoren freisetzen.

Auf die im Rahmen dieser Arbeit wichtigste Funktion, nämlich die Beeinflussung des Gefäßtonus soll im Folgenden detailliert eingegangen werden.

NO – Synthese und Funktion

Als wichtigster vasodilatierender Faktor gilt, sowohl quantitativ als auch qualitativ, die Produktion von NO [14]. Dabei ist die Gefäßrelaxation abhängig von der Endothelzellschicht. Bis zur Identifizierung des NO durch Ignarro im Jahre 1989, wurde der für die Relaxation verantwortliche Faktor entsprechend EDRF (edothelium derived relaxing factor) genannt. Die Entdeckung, dass EDRF dem NO identisch ist, wurde 1998 mit dem Nobelpreis für Medizin honoriert. Ihn erhielten Robert F. Furchgott, Louis J. Ignarro und Ferid Murad aus den USA.

In seiner vasodilatierenden Funktion ist NO Gegenspieler anderer endogener Substanzen wie Angiotensin, Endothelin und auch Noradrenalin. Seine Synthese wird durch physiologische Mechanismen reguliert. Dazu gehören in erster Linie die pulsatile Dehnung der Gefäßwand und die auf das Gefäß einwirkenden Scherkräfte. NO wird folglich permanent produziert und sorgt auf diese Weise, aber auch durch seine vielfältigen weiteren Aufgaben, für ein Gleichgewicht auf der Gefäßebene.

NO ist ein lipophiles Molekül, welches leicht durch Zellmembranen diffundieren und so auch therapeutisch genutzt werden kann. Bei einer Angina pectoris führen Nitrovasodilatoren wie Isosorbitdinitrat (ISDN) oder Molsidomin zu einer Erweiterung der Gefäße und dadurch zu einer Minderung der Symptomatik.

Die Produktion von NO wird induziert durch die Bindung eines Mediators - etwa dem parasympathisch freigesetzten Acetylcholin (ACh) - an einen Rezeptor auf der Endothelzellschicht. Die ACh induzierte Vasorelaxation ist ein wichtiger Marker in der Charakterisierung der Endothelfunktion. In der Gefäß-Diagnostik wird es daher verwendet, um Koronararterien oder auch periphere Arterien invasiv hinsichtlich ihrer Endothelintaktheit, und damit ihrer Fähigkeit NO zu synthetisieren, zu überprüfen.

Über die Aktivierung des ACh-Rezeptors kommt es zur Phosphorylierung der Serin-/Threonin-Kinase AKT (bzw. Proteinkinase B), welche die eNOS aktiviert. Die NO-Synthase ist also verantwortlich für die Bildung des NO, wobei je nach Lokalisation verschiedene NO-Synthasen existieren. Im Rahmen dieser Dissertation ist vor allem die eNOS (=Typ 3) von Relevanz [15], doch sollen auch die anderen beiden Isoformen dieses Enzyms, die neuronale NOS (nNOS oder Typ 2) [16] und die induzierbare NOS (iNOS oder Typ 1) [17], kurz Erwähnung finden.

Sowohl die nNOS als auch die eNOS werden ständig über den Anstieg der Ca^{2+}-Konzentration reguliert [18]. Eine iNOS-Expression ist nur unter pathologischen Bedingungen zu verzeichnen. Durch Anfall von inflammatorischen Zytokinen und Toxinen wird dieses Enzym aktiviert, und es kommt zu ungewöhnlich hohen NO-Konzentrationen in der Zelle. Während die beiden üblicherweise auftretenden NO-Synthasen antiapoptotisch und somit antiatherosklerotisch auf die Gefäßfunktion wirken, entwickelt die Induktion der iNOS hingegen proapoptotische Effekte. Sie induziert eine überschießende NO-Synthese und bewirkt durch direkte DNA-Schädigung den Zelluntergang. Außerdem interagiert das überschüssig produzierte NO mit eisenhaltigen Proteinen und Enzymen und beeinflusst das Redox-Gleichgewicht über die Reaktion mit Sauerstoffradikalen [19].

Die Funktionsweise aller NO-Synthasen ist vergleichbar. Mit L-Arginin als Substrat entsteht unter Sauerstoff (O_2)- und Nikotinsäureamid-Adenin-Dinukleotid-Phosphat (NADPH)-Verbrauch N-Hydroxy-L-Arginin. Weitere Zufuhr von O_2 und NADPH führt dann zu einer Aufspaltung in L-Citrullin und NO [20].

Um den Reaktionsweg der NO-Produktion zu ermöglichen, benötigen NO-Synthasen neben den erwähnten NADPH und O_2 weitere Co-Substrate. Zu diesen gehören Eisen-Protoporphyrin IX, Flavin-Mono-Nukleotid und Calmodulin.

NO selbst bewirkt noch keine Relaxation der glatten Gefäßmuskulatur. Erst eine Reaktion mit der löslichen Guanylatcyklase (sGC) führt zu der Entstehung von cyklischem Guanosin-Monophosphat (cGMP) aus Guanosin-Triphosphat (GTP) [21]. Die sGC ist im Cytosol lokalisiert und wird angebotsorientiert reguliert, d.h. je mehr NO vorhanden ist, desto größer ist die Aktivität der sGC. Ein Anstieg der cGMP-Konzentration bewirkt die Aktivierung Zyklonukleotid-aktivierter Kationenkanäle, welche auch Calcium aus der Zelle schleusen [22]. Der konsekutive Abfall der intrazellulären Ca^{2+}-Konzentration führt in einer glatten Muskelzelle zur Relaxation.

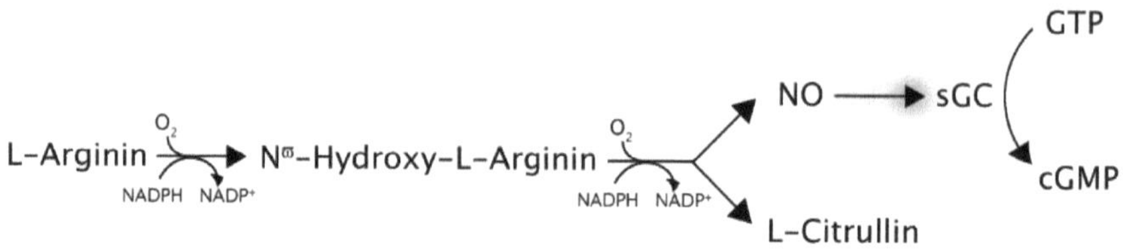

L-Arginin $\xrightarrow[NADPH\ NADP^+]{O_2}$ N$^\omega$-Hydroxy-L-Arginin $\xrightarrow[NADPH\ NADP^+]{O_2}$ NO $\longrightarrow$ sGC $\begin{array}{c} GTP \\ \\ cGMP \end{array}$

L-Citrullin

Abbildung 2: Synthese von NO aus L-Arginin, NADPH und O_2

Neben der gefäßerweiternden Funktion wirkt NO der Plättchenaggregation entgegen und steigert die Fibrinolyse. Das Molekül steuert also auch der Thrombus-Bildung entgegen [23] und ist damit physiologischer Gegenspieler des Thromboxans.
Auch in der unspezifischen Immunabwehr ist NO von Bedeutung. Wird ein Erreger phagozytiert, so ist NO, gemeinsam mit Wasserstoffperoxid, Lysozym und weiteren toxischen Zellprodukten, für die Schädigung des Erregers verantwortlich. NO ist demnach vor allem in hohen Konzentrationen sowohl bakteriostatisch als auch bakteriotoxisch wirksam. Zudem könnten die zellschädigenden Effekte solch hoher Konzentrationen an NO auch Erklärung für die Pathogenese einiger inflammatorischer Krankheitsbilder wie dem septischen Schock oder Autoimmunkrankheiten bieten [19].
In der Wundheilung wurden ebenfalls positive Effekte der NO-Produktion vermerkt. In eNOS-defizienten Mäusen, also Mäusen die keine eNOS exprimieren und somit vermindert NO produzieren, verlief die Wundheilung deutlich verzögert. Vermutlich ist die NO-Synthese essentiell für die Endothelzellmigration, -proliferation und differenzierung. Diese unter NO verbesserte Angiogenese ist darauf zurückzuführen, dass NO den Mitose steigernden Effekt des Wachstumsfaktors Vascular Endothelium Growth Factor (VEGF) vermittelt [24].
Viele Krankheitsbilder, und hier insbesondere die so genannten Volkskrankheiten wie Diabetes mellitus oder Hypercholesterinämie, gehen mit einer vermehrten Bildung von freien Radikalen einher. Als Stimuli sind dabei insbesondere das LDL-Cholesterin, aber auch Angiotensin zu nennen. Superoxid, welches bei oxidativem Stress vermehrt entsteht, reagiert mit NO und bildet toxische Metabolite, die das Endothel schädigen. Fallen also vermehrt freie Radikale an, kommt es zu einer Endotheldysfunktion, da sich einerseits die lokale NO-Konzentration vermindert, andererseits NO bei der Reaktion mit Superoxid toxische Wirkung entfaltet. Eine

solche Endotheldysfunktion ist ein entscheidender Faktor in der Entstehung der Atherosklerose.

Endotheldysfunktionen

Die Aufgaben des Endothels sind, kurzgefasst: die Regulation des Vasotonus, der Blutgerinnung, der Gefäßmorphologie und der lokalen Immunantwort im Sinne einer inflammatorischen Kontrolle. Sind diese Funktionen gestört, spricht man von einer Endotheldysfunktion.

Eine Endotheldysfunktion kann verschiedene Gründe haben; in erster Linie ist sie auf exogene Faktoren zurückzuführen. Nikotinabusus oder ein hohes Angebot an Cholesterin bedingen oxidativen Stress, welcher mit einem erhöhten Auftreten von Sauerstoffradikalen einhergeht. Diese reagieren bevorzugt mit NO und bewirken so ein Ungleichgewicht der Gefäßregulation: Das Gefäß verengt sich aufgrund der verminderten NO-Bioverfügbarkeit, gleichzeitig schütten die Endothelzellen Adhäsionsmoleküle aus. In der Folge kommt es zur Monozyteneinwanderung. Diese Zellen differenzieren sich in der Gefäßwand zu Makrophagen, die unreguliert Cholesterin aufnehmen und in der Histologie als so genannte „Schaumzellen" auffallen. Makrophagen sezernieren zudem Zytokine und sorgen gemeinsam mit Lymphozyten für eine Entzündungsreaktion.

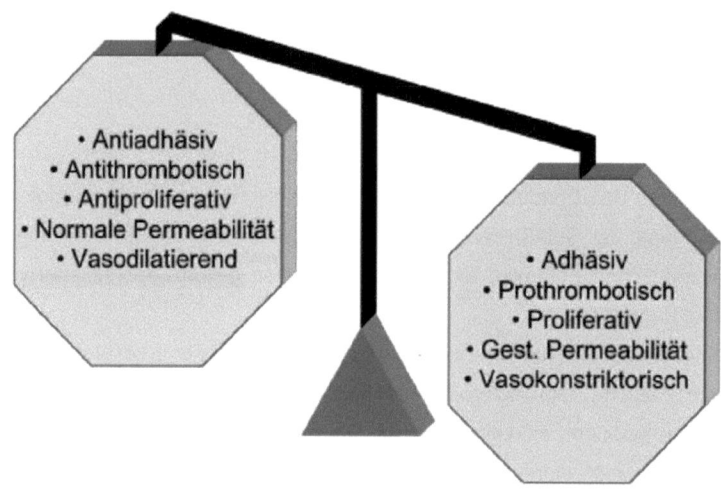

Schwarzacher SP Journal für Kardiologie 2002; 9 (4) 121-124 ©

Abbildung 3: Endotheldysfunktion
nach Schwarzacher SP Journal für Kardiologie 2002, 9 (4) 121 - 124

Im Zuge dieser Entzündungsreaktion kommt es zur Ausbildung eines atherosklerotischen Plaque, welcher Fett, Thromben, Bindegewebe und Kalk enthält. Viele solcher, das Gefäßlumen einengender, Plaques münden in einen Circulus vitiosus: die Gefäßmotorik wird gestört und infolgedessen die Endothelzellen ständig aktiviert; man spricht dann vom Krankheitsbild der Atherosklerose. Der Atherosklerose liegt also eine endotheliale Dysfunktion zugrunde, doch gibt es weitere Komponenten, die ihre Entstehung begünstigen: beispielsweise eine erhöhte LDL-Plasmakonzentration, aber auch durch Nikotinabusus vermehrt auftretende Sauerstoffradikale, genetische Faktoren, Hypertonie, Diabetes mellitus und möglicherweise sogar infektiöse Agenzien wie Chlamydia pneumoniae [25]. Dieser Erreger wurde in atherosklerotischen Plaques nachgewiesen und bewirkt eine Freisetzung von inflammatorischen und prokoagulatorischen Faktoren, welche den Prozess der Plaqueentstehung begünstigen.

Die Endothelfunktion kann auf verschiedene Weise überprüft werden. Zum einen invasiv, indem ACh als vasodilatierender Faktor appliziert wird. Dieser sorgt endothelvermittelt für eine NO-Freisetzung. Ist allerdings die Endothelfunktion gestört, so kann ACh über muscarinerge Rezeptoren auch zu einer Vasokonstriktion

führen, welche unter physiologisch gesunden Bedingungen von der NO-bedingten Gefäßrelaxation überlagert wird. Dies wurde experimentell sowohl in vitro als auch in vivo im Tier bestätigt [26, 27].
Daneben kann die Endothelfunktion auch nicht-invasiv überprüft werden, indem zunächst sonographisch der basale Durchmesser einer Arterie bestimmt wird. Nach Anlegen einer Blutdruckmanschette über 5 Minuten zur Unterbindung der Blutzufuhr kommt es zu einer reaktiven Hyperämie. Diese bewirkt in einem gesunden Gefäß eine vermehrte NO-Freisetzung und eine Dilatation von 8-11 %. Ist die Endothelfunktion gestört, wie es bei Patienten mit Risikofaktoren mit Hypercholesterinämie, arterieller Hypertonie, Nikotinabusus oder Diabetes mellitus der Fall ist, so kann die Fähigkeit des Gefäßes zu dilatieren völlig erlöschen [28-30].

Atherosklerose

Laut der Weltgesundheitsorganisation (WHO) ist die „Atherosklerose eine variable Kombination von Veränderungen der Intima, bestehend aus herdförmiger Ansammlung von Fettsäuren, komplexen Kohlenhydraten, Blut und Blutbestandteilen, Bindegewebe, verbunden mit Veränderungen der Arterienmedia" [31]. Die mit der Atherosklerose einhergehenden kardiovaskulären Erkrankungen sind laut Schätzungen der WHO Ursache von etwa 30 % aller Todesfälle in Industrienationen.
Bei der Atherosklerose kommt es infolge inflammatorischer Prozesse zu lokalen Veränderungen der Gefäßwand. Eine solche Entzündungsreaktion und das Auftreten von freien Radikalen scheinen in der Pathogenese dieser Erkrankung eine entscheidende Rolle zu spielen. Ablagerungen von Lipiden und Kalk führen zu einer bindegewebigen Verhärtung des betroffenen Gefäßes. Auch wenn diese Gefäßveränderungen bei praktisch allen alten Menschen zu finden sind, so wird ihr Auftreten doch durch die bekannten Risikofaktoren (Hypertonie, Zigarettenrauchen, Diabetes mellitus, Adipositas, positive Familienanamnese, Hypercholesterinämie - und hier insbesondere eine erhöhte LDL-Plasma-Konzentration sowie niedrige HDL-Plasma-Konzentration) beschleunigt bzw. eskaliert und geht mit Folgeerkrankungen wie dem Funktionsverlust eines Organs durch Minderversorgung oder Infarkt einher.
Bei Patienten, die bereits im jungen Alter einem Herzinfarkt unterliegen, scheinen

besonders Störungen im Bereich der Lipoproteine mit deutlich erniedrigten HDL-Plasma-Konzentrationen vorzuliegen.

Eine Gefäßverkalkung tritt üblicherweise zuerst in Gefäßabschnitten auf, an denen es gehäuft zu turbulenten Strömungen kommt. Dies sind vor allem Bifurkationen und Gefäßabzweigungen. Durch vermehrte Einwirkung von Scherkräften auf das Endothel, exprimieren Endothelzellen gehäuft Adhäsionsmoleküle wie den „platelet-endothelial-adhesion-factor" (PEAF) oder das „intercellular adhesion molecule" (ICAM). In der Folge kommt es zu einer gesteigerten Migration von Leukozyten in die Gefäßwand, die sich durch das Auftreten von die Chemotaxis steigernden Molekülen wie dem „monocyte chemotractant protein 1" (MCP-1) und oxidativ veränderten Lipiden (insbesondere dem oxLDL) noch potenziert. Zusätzlich erfolgt eine gesteigerte Proliferation der glatten Gefäßmuskelzellen mit Einwanderung von Makrophagen in die Intima. Dort exprimieren sie Botenstoffe, die für ein weiteres Anlocken von Entzündungszellen aus dem Blutstrom sorgen.

Die Entwicklung des Krankheitsbildes Atherosklerose lässt sich nach dem amerikanischen Pathologen H.C. Stary in Stadien einteilen [32]. Stadium I besteht in der Einwanderung von Makrophagen in die Gefäßwand und vereinzelt auftretenden Schaumzellen. Zwar befinden sich kleine, mikroskopisch nachweisbare Lipiddepots in der Intima, ein Gewebsdefekt ist jedoch noch nicht zu erkennen.

Stadium II imponiert mit so genannten „fatty streaks", d. h. mehreren Schichten aus Schaumzellen und lipidbeladener glatter Muskulatur. Diese Läsion, wie auch das Stadium I, sind bereits im Kindes- und Jugendlichenalter zu finden. Ihr Auftreten ist jedoch nicht mit einer manifesten Atherosklerose einhergehend. Vielmehr werden diese Stadien als Vorläufer von Gefäßverkalkungen gesehen.

Stadium III-Läsionen werden als Präatherome bezeichnet. Sie bestehen aus großen Anteilen extrazellulärer Fetttröpfchen und Partikel, welche die Kohärenz der glatten Muskelzellen in der Gefäß-Intima stören.

Als Stadium IV wird das Auftreten von Atheromen bezeichnet, bestehend aus großen Anteilen extrazellulärer Lipide, welche mit einer fibrinösen Kappe lumenwärts bedeckt sind. Intima und glatte Muskelzellen sind desorganisiert. Das Stadium IV ist bereits als fortgeschrittenes Stadium der Atherosklerose zu sehen. Meist kommt es jedoch noch nicht zu einer hämodynamisch relevanten Lumeneinengung, zumal das Gefäß besonders in der Anfangsphase der Atherosklerose über sein Endothel diesen Prozess kompensatorisch vasodilatatorisch beeinflussen kann [33].

Im Stadium V besteht der Plaque aus einem Fettkern mit Nekrose, der mit fibrotischem Material belegt ist. Darüber hinaus finden sich ein erhöhter Gehalt an kollagenen Fasern und entzündlichen Infiltraten in der Adventitia sowie eventuell Kalzifikationen.

Das letzte Stadium nach Stary, Stadium VI, beschreibt so genannte komplizierte Läsionen. Hier treten Hämatome, Dissektionen, Plaquerupturen oder Thromben auf. Diese entstehen insbesondere wenn aktivierte Makrophagen hydrolytische Enzyme sezernieren, welche die fibrotische Kappe des Plaques verdünnen und zu einer Ruptur oder Ulzeration desselben führen. Ein Verschluss des Gefäßes kann die Folge sein.

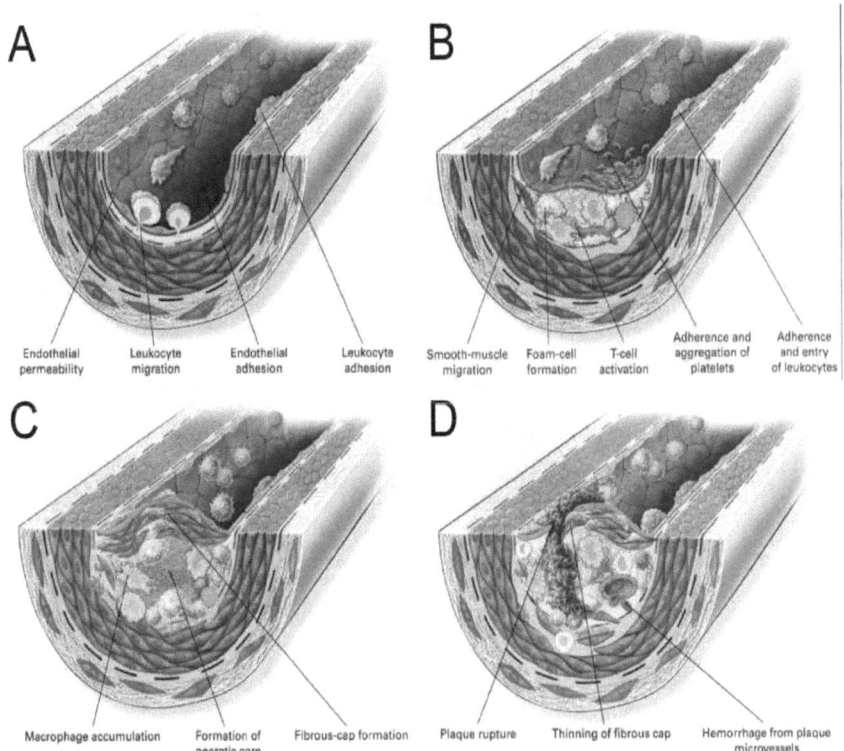

Abbildung 4: Entstehung atherosklerotischer Plaques
nach Ross, R., Atherosclerosis-an inflammatory disease. N Engl J Med, 1999. 340(2): p. 115-26.

Kardiovaskuläre Erkrankungen bei Niereninsuffizienz

Eine eingeschränkte Nierenfunktion ist als eigenständiger Risikofaktor für die Entwicklung kardiovaskulärer Erkrankungen zu sehen. Bei Dialysepatienten kann, im Vergleich zur Normalbevölkerung, von einer 10 bis 30fach höheren Wahrscheinlichkeit an einer Herz-Kreislauf-Erkrankung zu versterben ausgegangen werden. Relevanz erhält diese Feststellung durch die große Zahl der Betroffenen. So waren 2002 allein in den USA 406000 Patienten auf eine Nierenersatztherapie angewiesen, davon lag, je nach ethnischer Herkunft, bei 43 bis 64 % ein Diabetes mellitus als ursächliche Erkrankung vor. Ein weiterer Anstieg dieser Zahl wird erwartet. Eine ebenfalls bekannte Ursache besteht in einem arteriellen Hypertonus, welcher bei 28 % der Patienten der Dialysepflicht zugrunde liegt. Zudem ist mit zunehmendem Alter häufiger eine Hämodialyse von Nöten.

So sind besonders bei Patienten mit eingeschränkter Nierenfunktion kardiovaskuläre Erkrankungen selten als Resultat der Niereninsuffizienz zu sehen. Häufig ist die Nierenerkrankung selbst Folge eines metabolischen Syndroms mit entsprechenden Gefäßveränderungen, und bewirkt ihrerseits eine weitere Verschlechterung des Gefäßstatus, wobei die Erkrankung der Nieren zu einem bedeutenden kardiovaskulären Risikofaktor wird, ein circulus vitiosus.

Eine Verbesserung der Endothelfunktion ginge also gerade in dieser Patientengruppe mit einer entscheidend besseren Prognose einher. Anders jedoch als bei Patienten mit uneingeschränkter Nierenfunktion ist die Ausgangslage hier diffiziler. Während Menschen, die an einer Koronaren Herz Krankheit (KHK) leiden, durch die Einnahme von Cholesterin-Synthese-Hemmern (CSE-Hemmer) im Sinne einer signifikant verbesserten Prognose profitieren [34], kann das durch CSE-Hemmer veränderte Lipidprofil (mit günstiger Beeinflussung der LDL/HDL-Ratio) bei terminal niereninsuffizienten Patienten keinen solchen Effekt erzielen. Zwar zeigt sich in Studien eine quantitativ vergleichbare Reduktion der LDL-Plasmakonzentration sowie leichte Elevation der HDL-Plasmakonzentration, doch scheinen diese Veränderungen in terminal Niereninsuffizienten nicht ausreichend zu sein, um ein verbessertes Outcome zu erzielen. Im Gegenteil, in der Behandlungsgruppe der 4D-Studie (Die Deutsche Diabetes Dialyse Studie) konnte in Bezug auf die KHK-Todesfälle oder die Gesamtsterblichkeit kein Vorteil unter der Behandlung mit täglich

20mg Avorstatin gesehen werden. Vielmehr musste eine statistisch signifikante Erhöhung der Zahl an tödlichen Schlaganfällen in dieser Gruppe verzeichnet werden [35].
Patienten mit einer chronischen Nierenerkrankung und somit hohem Risikoprofil müssen aggressive präventive Therapie erhalten, um pathologische Gefäßveränderungen mit entsprechenden Folgeerkrankungen wie Atherosklerose, Hypertonie, KHK und peripherer arterieller Verschlusskrankheit (pAVK) zu reduzieren (American Heart Association, 2006). Eine solche Therapie zu erarbeiten ist jedoch unter Beachtung der genannten Studienergebnisse schwierig. Laut Kilpatrick und Kollegen, die 2007 in einer 15859 Patienten einschließenden Studie Daten veröffentlichten, geht ein erhöhter LDL-Plasmaspiegel in diesem Kollektiv sogar mit einem Benefit einher. Ein hoher HDL-Plasmaspiegel hingegen besitzt hier keinen solchen Stellenwert. Dies zeigt, dass die klassische Risikobeurteilung anhand quantitativer Lipidverschiebungen in dieser Patientengruppe nicht greift, es vielmehr ein qualitativer Unterschied im Lipidprofil zu sein scheint, welcher für das Risiko einer kardiovaskulären Erkrankung entscheidend ist. Daher muss über eine Modifikation der Therapie nachgedacht werden. Das Lipidprofil beeinflussende CSE-Hemmer scheinen hier an Wert einzubüßen, während die Entschlüsselung der zugrunde liegenden Lipidmodifikationen für die Entwicklung neuartiger Therapien von Bedeutung ist.

Therapie der endothelialen Dysfunktion

Die klassische Therapie der endothelialen Dysfunktion beruht auf einer quantitativen Veränderung des Lipidprofils. CSE-Hemmer sind in diesem Zusammenhang dafür bekannt, insbesondere die Plasmakonzentrationen des LDL signifikant zu senken. Das dadurch günstigere LDL/HDL-Verhältnis geht mit einer verbesserten Prognose von Patienten mit KHK einher [36]. Eine wünschenswerte Anhebung der HDL-Plasmakonzentration wird jedoch nur bedingt erlangt und erreicht im Kollektiv keine Signifikanz. Im Individuum allerdings kann es zu einer Elevation des HDL-Plasmaspiegels von bis zu 10 % kommen.
Es wäre daher erstrebenswert, eine Therapie zu entwickeln, welche das Lipidprofil im Blut qualitativ beeinflusst. Dies wurde bereits versucht, indem Patienten mit einer modifizierten Variante des Apo A-I (Apo A-I Milano), in Kombination mit

Phospholipiden (ETC-216), behandelt wurden. Hierbei handelt es sich um eine Form des Apo A-I wie es in italienischen Patienten entdeckt wurde, welche durch besonders niedrige HDL-Plasmakonzentrationen auffielen, ohne jedoch in übermäßigem Maße die klassischen Erkrankungen des kardiovaskulären Systems aufzuweisen. In ersten Ergebnissen dieser klinischen Studie konnte eine signifikante Reduktion bestehender atherosklerotischer Plaques nachgewiesen werden [37].

Ein weiterer Therapieansatz besteht in der Behandlung mit Inhibitoren des Cholesterolester-Transfer-Proteins (CETP). Durch eine Hemmung des CETP kommt es zu einer Steigerung der HDL-Konzentrationen im Plasma um bis zu 100 % des Ausgangswertes. Allerdings legen erste Untersuchungen nahe, dass durch den geringeren Cholesterolefflux auch die Aktivierung der membranständigen Rezeptoren beeinträchtigt ist. Dies macht eine Behandlung mit CETP-Inhibitoren weniger Erfolg versprechend.

Für die Therapie der endothelialen Dysfunktion des Nierenkranken ist zunächst von außerordentlicher Wichtigkeit, mögliche strukturelle Veränderungen im HDL-Molekül und deren Genese aufzuklären, um alternative Therpapieansätze entwickeln bzw. beurteilen zu können.

1.2 Lipoproteine und ihre pathogenetische Bedeutung

1.2.1 Lipoproteine allgemein

Die Blutfette gehören zur Gruppe der Lipide und sind primär unlöslich in Wasser. Damit sie dennoch im Blut transportiert werden können, sind sie als so genannte Lipoproteine an Phospholipide und Eiweißkörper gebunden. Die Lipoproteine sind eine heterogene Gruppe von Cholesterintransportern, zu denen das HDL, das LDL, das Very Low Density Lipoprotein (VLDL) sowie die Chylomikronen gehören; ihre Bezeichnung erfolgte nach der durch Zentrifugation bestimmten Dichte.

Die Lipoproteine bestehen aus einem Proteinanteil (den für die Untergruppen charakteristischen Apolipoproteinen), freiem Cholesterin, Phospholipiden, Triglyceriden, und Cholesterinestern. Die hydrophoben Anteile sind nach innen gekehrt, die hydrophilen Anteile entsprechend nach außen, sodass in ihrer Zusammensetzung unterschiedliche makromolekulare Verbindungen entstehen.

Nach Aufnahme in eine Zelle werden Lipoproteine von Lysosomen in ihre Bestandteile gespalten. Cholesterin wird entweder in Zellmembranen eingefügt, zur Synthese von Steroidhormonen verwendet oder im Endoplasmatischen Retikulum (ER) gespeichert. Um mögliche toxische Einflüsse von unverestertem Cholesterin zu verhindern, wird Cholesterin im ER von der Acetyl-CoA:Cholesterol-Acyl-Transferase (ACAT) reverestert [38]. Eine Anhäufung von Cholesterin und Cholesterinestern in der Zelle führt zu einer Repression der endogenen Cholesterinsynthese.

Chylomikronen haben die geringste Dichte (< 1,00 g/ml) unter den Lipoproteinen. Sie entstehen in den Epithelzellen des Dünndarms, indem die aus der Nahrung durch Lipasen hydrolysierten Fette (Cholesterin und freie Fettsäuren) verestert werden und mit Phospholipiden, freiem Cholesterin und Apo A-I sowie mit Apolipoprotein B-48 (Apo B-48) zu einem Komplex verbunden werden. Diese nun als Chylomikronen bezeichneten Proteine versorgen Fett- und Muskelzellen mit freien Fettsäuren. Nach Abspaltung der Fettsäuren durch die endothelständige Lipoproteinlipase werden die cholesterinreichen Reste des Chylomikrons zur Leber transportiert; diese Reste werden als „remnants" bezeichnet.

Das VLDL wird in der Leber synthetisiert. Die Leberzellen stellen Verbindungen aus freiem und verestertem Cholesterin, Triglyceriden, Phospholipiden, Apolipoprotein B-100 (Apo B-100), Apolipoprotein C (Apo C) und Apolipoprotein E (Apo E) her, welche in die Blutbahn ausgeschüttet werden.

Auch das VLDL versorgt Fett- und Muskelzellen mit Triglyceriden. Seine Reste werden entweder zu dem dichteren LDL verarbeitet oder aber zurück zur Leber transportiert. Gibt ein VLDL Triacylglycerine ab, so entsteht Intermediate Low Density Lipoprotein (ILDL) mit einer leicht höheren Dichte.

Das LDL besteht fast ausschließlich aus Cholesterin-Estern und transportiert 70 % des Plasmacholesterins. Es entsteht aus dem VLDL, nachdem dieses seinen Triglycerid-Anteil abgegeben hat. Das Apo B-100 ist das einzige im LDL enthaltende Apolipoprotein. Das LDL hat im Wesentlichen die Funktion, die Peripherie mit Cholesterin zu versorgen. Hierbei wird das LDL von der Leber, peripheren Geweben, Makrophagen und Histiozyten über spezifische LDL-Rezeptoren aufgenommen [39]. Besonders die Aufnahme durch Makrophagen über Scavenger-Rezeptoren (vor allem über Typ A Scavenger Rezeptoren) spielt eine bedeutsame Rolle in der Entstehung der Atherosklerose. Ein erhöhter LDL-Plasmaspiegel korreliert mit dem

Risiko einer kardiovaskulären Folgeerkrankung. Die Lipidablagerungen in atherosklerotischen Läsionen stammen zum größten Teil aus Plasma-LDL. Jedoch spielen nicht nur die Lipide des LDL ätiopathologisch eine bedeutende Rolle. Besonders biochemisch modifizierte LDL-Moleküle können endothelschädigende Wirkung besitzen [40]. Sie entstehen bei einem hohen Angebot an LDL. Ist der Abtransport des Lipoproteins durch Bindung an einen LDL-Rezeptor und anschließenden Endozytose in die Zelle nicht möglich, so wirken Lipoxygenasen, freie Radikale, Peroxynitrite und Myeloperoxidasen auf das Molekül ein und oxidieren es. Diese oxidierten LDL-Moleküle bedingen nun eine endotheliale Dysfunktion [11, 41], indem sie mit dem von der Endothelzellschicht produzierten NO reagieren. Besonders Linoleinhydroperoxid und Alkylradikale, die bei der Oxidation des LDL entstehen, reagieren mit dem das Endothel schützenden NO und vermindern auf diese Weise die NO-Konzentration im Gefäß. Folglich können, wie in Tierversuchen dargestellt, Antioxidantien durch das Abfangen von Radikalen eine Oxidation des LDL verhindern und so die Entstehung von atherosklerotischen Plaques reduzieren [42, 43]. Auch können biologisch aktive Lipide, wie das oxidierte LDL, durch HDL-assoziierte Enzyme, wie die Platelet-Activating Factor Acetylhydrolase (PAF-AH) oder die Paraoxonase (PON), eliminiert werden.

Greifen die genannten Eliminationsmechanismen nicht, so fördert das oxidierte LDL die Chemotaxis von Makrophagen und deren Eindringen in die Gefäßwand. Nehmen Makrophagen gleichzeitig über ihren Scavenger Rezeptor das oxidierte LDL auf, bilden sich so genannte Schaumzellen. Diese Zellen vermögen nun Wachstumsfaktoren, Zytokine und Proteasen wie TNF-α, Interleukin-1 (IL-1) und Macrophage Colony Stimulating Factor (MCSF) frei zu setzen und dadurch die Intaktheit des Gefäßes erheblich zu stören. Es kommt zu einer vermehrten Proliferation der glatten Gefäßmuskelzellen und deren Einwanderung in die Intima. Zudem wird eine Entzündungsreaktion unterhalten, welche die Genese von atherosklerotischen Plaques stützt.

Zwar besitzt die Bildung von Schaumzellen zunächst den positiven Effekt, dass oxLDL außerhalb und innerhalb der Arterienwände eliminiert und damit die direkte Schädigung des Endothels unterdrückt wird, doch führt die durch Schaumzellen unterhaltene Inflammation langfristig zu vermehrter Bindung des Lipoproteins an Endothel- und glatten Muskelzellen und damit zu einer Hochregulierung des LDL-Rezeptors sowie weiterer Anregung der Proliferation der Gefäßmuskelzellen [44]. Ein circulus vitiosus entsteht. Anders als in Zellen, die einen LDL-Rezeptor besitzen, der unverändertes LDL über sein Apo B-100 bindet, verfügen Makrophagen lediglich über Scavenger Rezeptoren, die eine Rückkopplung auf die Enzyme 3-Hydroxy-3-Methylglutaryl-Coenzym-A (HMG-CoA)-Synthase und HMG-CoA-Reduktase zur Regulation der Cholesterinkonzentration nicht erlauben. Damit kommt es zu einer unkontrollierten Aufnahme und Akkumulation von Lipiden in Makrophagen.

Außer den oxidierten LDL-Molekülen existieren weitere gefäßschädigende Formen des LDL. So tritt bei einem Diabetes mellitus glykolysiertes LDL auf. Verschiedene LDL-Varianten können zudem aggregieren [45, 46] und auf diese Weise atherogen wirken.

Das HDL ist unter den Lipoproteinen das mit der höchsten Dichte (1,063 bis 1,210 g/ml). Vorläufermoleküle des HDL werden von der Leber und von Epithelzellen des Dünndarms synthetisiert und enthalten Phospholipide und mehrere Formen des Apolipoprotein A und Apo E. Diese nehmen im Blut Cholesterin vom VLDL und LDL sowie aus peripheren Geweben auf und verestern es. Mit einem Teil des veresterten Cholesterins bilden die Vorläufermoleküle nun das HDL.

Das HDL sorgt für den Cholesterinrücktransport zur Leber bzw. zu steroidabhängigen Organen wie dem Ovar und der Nebennierenrinde. Dort wird der Cholesterinanteil mit der Galle ausgeschieden oder in der Produktion von Steroiden, Vitamin D3 oder Lipoproteinen verwandt.

1.2.2 Das HDL

Das HDL wurde bereits früh als ein der KHK entgegen wirkender Faktor identifiziert. Barr et al. postulierten dies bereits in den frühen 1950ern. Ihre These eines reversen Zusammenhangs zwischen der Plasma-Konzentration an HDL und dem Auftreten einer KHK wurde jedoch bis zu ihrer Bestätigung durch die Framingham Studie (1948-1996, United States Public Health Service) und die PROCAM-Studie (1979-1985, Universität Münster) in den 70er und 80er Jahren weitestgehend übersehen.

Das HDL wird vor allem deswegen als so genanntes „gutes Cholesterin" bezeichnet, weil es für den reversen Cholesteroltransport (RCT) sorgt. Hierbei nehmen HDL-Vorläufer-Moleküle Cholesterin auf und überführen es unter anderem zurück zur Leber, wo es zu Gallesäuren abgebaut wird. Nicht allein diese Eigenschaft ist es jedoch, welche das HDL zu einer „guten" Form des Cholesterins macht. So besitzt das HDL eine Reihe antiatherogener Eigenschaften. Die schützende Wirkung des HDL, insbesondere vor Herz-Kreislauf-Erkrankungen, kann durch mehrere Mechanismen erklärt werden [47]. Hierfür ist es wichtig den Aufbau des Moleküls zu verstehen.

Das HDL lässt sich in unterschiedliche Klassen einteilen, die sich in der anteiligen Zusammensetzung ihrer Bestandteile unterscheiden. Dies bedingt Unterschiede in Form, Größe, Dichte und auch Ladung. Die meisten HDL-Moleküle enthalten das Apo A-I. In der Gelektrophorese taucht die Hauptfraktion dieses Proteins in der α-Fraktion auf, ein kleinerer Anteil (5 bis 15 %) findet sich in der β-Fraktion wieder.

In der α-Fraktion befindet sich auch das Cholesterol, welches im Routinelabor als HDL-C bestimmt wird. Durch Ultrazentrifugation lässt sich die α-Fraktion weiter in HDL_2 und HDL_3 aufteilen [48]. Eine erniedrigte HDL-C-Plasmakonzentration geht mit einem erhöhten kardiovaskulären Risiko einher, wobei als Normbereiche für HDL-C-Plasmakonzentrationen für Frauen > 45 mg/dl und für Männer > 35 mg/dl gelten. Epidemiologische Studien zeigen, dass ein Anstieg des Plasma-HDL um 1 mg/dl mit einem 2 bis 3 % niedrigerem kardiovaskulärem Risiko einhergehen [49]. Insgesamt sollte das Verhältnis LDL/HDL unter 3,5:1 liegen. Das individuelle Risiko an einem Herz-Kreislauf-Leiden zu erkranken ist jedoch selbstverständlich weiterhin abhängig von den hinzukommenden Risikofaktoren.

Therapeutisch ist die Elevation der HDL-C-Plasmakonzentration ein wichtiger Fokus der Prävention einer KHK. Dies ist z. B. durch den Einsatz des Fibrates Gemfibrozil möglich [50]. Auch die exogene Gabe von HDL konnte im Menschen einen Rückgang proatherogener Faktoren bewirken [37, 51].

Die β-Fraktion, welche besonders kleine Partikel enthält, ist durch ihren niedrigen Gehalt an Lipiden gekennzeichnet. Lipidarme Partikel können auf sehr unterschiedliche Art und Weise gebildet werden. Zum einen können sie als so genanntes naszentes HDL von Hepatozyten oder in der Darmmukosa gebildet werden. Durch die Bindung von Apo A-I an Adenosintriphosphat Binding Cassette Transporter A 1 (ABCA-1) der Oberfläche von Schaumzellen und dem darauf folgenden Cholesterol- und Phospholipidefflux auf das Apo A-I bildet sich ebenfalls prä-β-HDL. Zum anderen besteht die Möglichkeit der Bildung von lipidarmen Partikeln aus anderen Lipoproteinen, etwa als Dissoziation aus VLDL oder Chylomikronen während einer von der Lipoproteinlipase gesteuerten Reaktion, aber auch bei der Interkonversion von HDL_2 und HDL_3 unter Einfluss des CETP, des Phospholipid-Transfer-Proteins (PLTP) und der hepatischen Lipase.

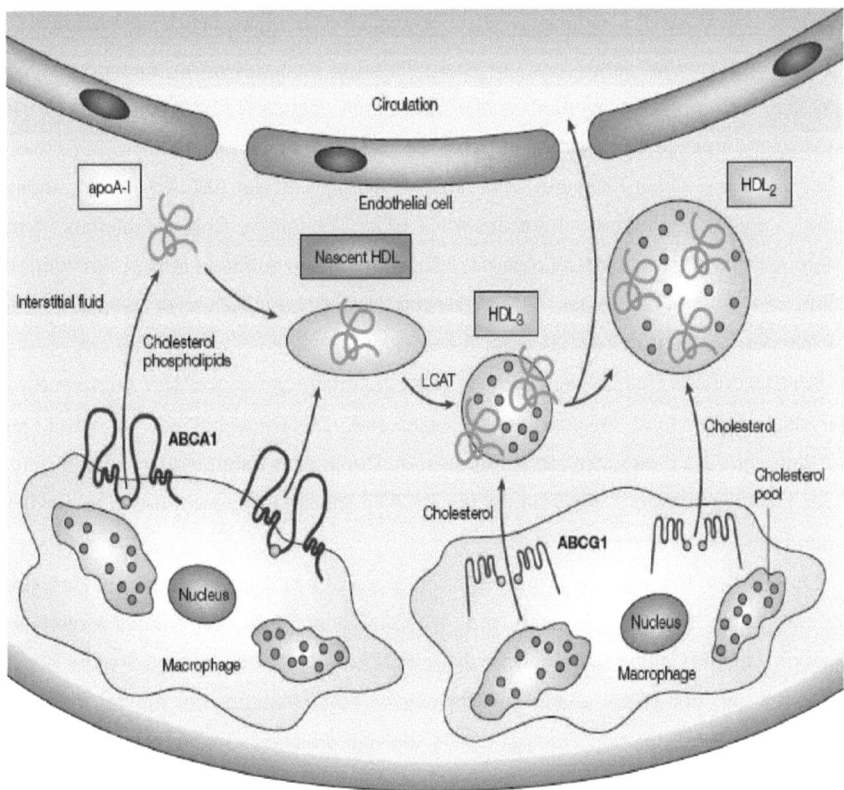

Abbildung 5: Formation von HDL Molekülen
modifiziert nach Linsel-Nitschke, P. und Tall, AR., HDL as a target in the treatment of atherosclerotic cardiovascular disease. Nat Rev Drug Discov, 2005. 4(3):p. 193-205

Prä-β-Moleküle sind besonders im extravasalen Raum zu finden [52]. Hier nehmen sie Lipide auf und transformieren zu Molekülen der α-Fraktion. Dieser Vorgang findet einerseits extrazellulär statt, indem beispielsweise Hepatozyten, angeregt durch das Vorkommen der lipidfreien Apolipoproteine, Phospholipide und Cholesterol mittels Exozytose in den extrazellulären Raum einbringen. Auch die Bindung von prä-β-HDL an den ABCA-1 sowie von HDL_3 an den Adenosintriphosphat Binding Cassette

Transporter 1 (ABCG-1) von Makrophagen bewirkt einen Cholesterol- und Phospholipidefflux. Andererseits ist auch ein intrazellulärer Zusammenbau der größeren HDL-Vorläufer-Moleküle denkbar. So können Makrophagen, Hepatozyten und Fibroblasten die lipidfreien Apolipoproteine wie auch HDL und Chylomikron Remnants internalisieren und in ihrem Inneren zu veresterten Apolipoproteinen synthetisieren. Diese werden schließlich durch Retroendozytose wieder in den extrazellulären Raum eingebracht [53, 54].

Bei von der Tangier-Krankheit betroffenen Patienten ist der ABCA-1 defekt, sodass die Synthese von naszentem HDL durch Cholesterolefflux auf Apo A-I gestört, und in der Folge die HDL-Plasmakonzentration isoliert erniedrigt ist [55]. Es kommt zu einer Akkumulierung von Schaumzellen in Geweben, die Patienten zeigen früh Zeichen einer Atherosklerose.

Damit lipidreiche Partikel der α-Fraktion entstehen, bedarf es weiterer Aufnahme von Phospholipiden und unverestertem Cholesterol. Die Phospholipide stammen aus Zellen und Apo B-assoziierten Lipoproteinen. Durch eine Esterbindung unter Einfluss der Lecithincholesterol Acyltransferase (LCAT) entstehen aus prä-β-HDL-Molekülen nun kleine HDL_3-Partikel.

HDL_2-Partikel formieren sich grundsätzlich aus HDL_3-Molekülen. Hierfür bindet HDL_3 zunächst an SRB1-Rezeptoren und ABCG1-Transportern von Schaumzellen und nimmt weitere Lipide über einen Effluxprozess auf. Zudem findet eine weitere LCAT-Veresterung der HDL-Partikel mit Cholesterol statt. Mehrere der kleinen Moleküle fusionieren und nehmen Remnants von triglyceridreichen Lipoproteinen auf. Diese Umlagerung von Lipiden geschieht mittels des PLTP [56]. Auf diese Weise entstehen die lipidreichen HDL_2-Partikel.

Die Elimination der α-HDL-Moleküle aus der Blutbahn kann auf verschiedene Weise erfolgen. Zum einen können HDL-Partikel in toto über Apo E- und Apo A-I-Rezeptoren internalisiert werden. Zum anderen ist eine Aufnahme von Lipiden über den SRB1 möglich. Daneben existieren indirekte Eliminationswege. Hierbei kommt es im Wesentlichen zur Umkehrung der Schritte der HDL_2-Bildung. Zunächst werden Lipide der großen HDL-Moleküle durch Angriff der hepatischen Lipase, des CETP oder durch Bindung an den SRB1 entfernt und HDL_3-Moleküle formiert. Die entstehenden prä-β-Apo A-I- und lipidfreien Apo A-I-Moleküle können aufgrund ihrer morphologischen Eigenschaften in den Extravasalraum diffundieren um dort erneut Lipide aufzunehmen. Die so ermöglichte de-novo-Synthese von HDL-Molekülen bewirkt eine Entlastung peripherer Zellen von dem durch sie produzierten Cholesterol, welches nun wiederum zur Leber und steroidabhängigen Organen transportiert werden muss. Dieser RCT bewirkt eine Umverteilung des Cholesterins in Zellen, welche es zum Aufbau von Lipoproteinen, Gallensäuren, Vitamin D und Steroidhormonen benötigen. Er bewahrt zudem das Gefäßsystem vor einer Cholesterol-Überladung und ist damit ein wichtiger Mechanismus zur Verhinderung bzw. Einschränkung der Atherosklerose.

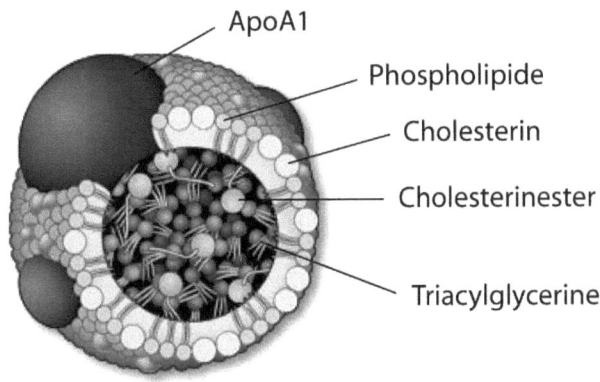

Abbildung 6: Das HDL-Molekül mit seinen unterschiedlichen Komponenten
nach: medical illustrations portfolio der University of Kansas

Weitere wichtige antiatherogene Eigenschaften des HDL wurden bereits einführend genannt. Sie revidieren die Auffassung nach der allein der Abtransport von Cholesterolen (Cholesterolefflux) für die positiven Eigenschaften des HDL verantwortlich ist und zeigen auf, dass HDL direkt zellvermittelte protektive, also pleiotrophe, Effekte auf das Gefäßsystem hat.

So blockiert HDL beispielsweise die Monozyten-Chemotaxis und ihre Adhäsion an die Endothelzellwand durch eine Verminderung der Expression von Adhäsionsmolekülen sowie proinflammatorischen Zytokinen. In diesem Zusammenhang sind insbesondere das Vascular Cell Adhesion Molecule 1 (VCAM-1), Intercellular Adhesion Molecule 1 (ICAM-1), E-Selektin, und aus der Gruppe der Zytokine das Interleukin-8 (IL-8), zu nennen [57, 58].

HDL vermag zudem die Apoptose von Endothelzellen zu verhindern. Kommt es zu einer Proliferation von Endothelzellen, wie es etwa bei Entzündungsreaktionen der Fall ist, so werden im Zuge eines zellinduzierten Zelltodes Caspasen freigesetzt. Auch die Freisetzung von Cytochrom C aus Mitochondrien bewirkt einen programmierten Zelluntergang. Das HDL-Molekül inhibiert diese Enzymsezernierung und wirkt somit der Apoptose entgegen.

Eine Schlüsselolle spielt im Prozess der inflammatorischen Gegenregulation auch die NO-Produktion. Zu einer Bildung von NO kommt es in diesem Zusammenhang vor allem durch die Bindung des Lysophospholipids S1P an den $S1P_3$-Rezeptor, wobei diese ihrerseits von der Bindung des Apo A-I an funktionstüchtige Scavenger Rezeptoren der Endothelzellen abhängt. Für die Aktivierung der eNOS ist jedoch neben dem Kontakt des HDL mit der Zelle auch der Anteil des Cholesterinefflux von Bedeutung. Durch diesen wird die Bildung lipidreicher Domänen ermöglicht, welche eine Aktivierung von Zellmembranrezeptoren scheinbar möglich macht.

1.2.3 S1P und seine Rezeptoren

S1P gehört, wie auch Lysophosphatidsäure (LPA), Lysophosphatidylcholin (LPC), Sphingosylphosphorylcholin (SPC) und Lysosulfatid (LSF), zur Gruppe der LPL. LPL entstehen aus Sphingosin, welches 1884 aufgrund seiner rätselhaften Wirkung nach der griechischen Sagenfigur Sphynx benannt wurde. Sphingoide bilden das langkettige Rückgrad der LPL; sie sind aus einer polaren Kopfgruppe (dem Phosphatidylcholin oder dem Sphingomyelin) und einer Fettsäure aufgebaut.

S1P wird vermutlich sowohl intrazellulär (z. B. in Mastzellen und Thrombozyten) als auch extrazellulär (durch Enzymaktivität der Sphingomyelinasen, Ceramidasen und Sphingokinasen im extrazellulären Raum) durch Metabolisierung von Ceramiden zu Sphingosin und anschließender Phosphorylierung synthetisiert [59]. Auch die Hydrolyse von SPC unter Autotaxin-Einfluss (Lysophospholipase D) führt zu der Enstehung von S1P. Das neu entstandene Molekül bewirkt, im Gegensatz zu seinen Vorläufern, vermehrtes Zellwachstum und Apoptose [60], sodass das Verhältnis der Reaktionsprodukte letztlich für das Schicksal der Zelle ausschlaggebend ist [61]. Auch in anderen niederen Spezies, wie Hefen, Würmern oder Fliegen, besitzt S1P regulatorische Wirkung. Im Menschen wird die Hauptfraktion des S1P in

Plasmalipiden transportiert, wobei im HDL sehr hohe Konzentrationen, im LDL hingegen lediglich niedrige Konzentrationen enthalten sind.

Die Produktion von S1P in Thrombozyten kann durch Stimulation mit Thrombin, Kollagen und Adenosindiphosphat (ADP) gesteigert werden. Im vaskulären System bewirkt S1P eine verbesserte Zellreifung. Daher kommt es in $S1P_1$-defizienten Mäusen im Gestationsalter von E12.5 bis E14.5 zum Auftreten von Hämorrhagien, die bei homozygoten $S1P_1$-defizienten Mäusen zum Absterben der Embryonen führen.

LPL wirken über eine Reihe von Rezeptoren. Diese werden auf Zellmembranen exprimiert. In der Nomenklatur einigte man sich auf die Benennung nach ihrem stärksten natürlichen Agonisten. Das S1P besitzt fünf Rezeptoren, an denen es als stärkster Agonist wirkt.

Der $S1P_1$-Rezeptor ist ein heptahelikaler Rezeptor, welcher ubiquitär vorkommt. Durch Bindung von S1P an diesen Rezeptor kommt es G_i-Protein gekoppelt u. a. zu einem Ca^{2+}-Einstrom, wobei zahlreiche Signaltransduktionskaskaden zwischengeschaltet sind. Diese involvieren z. B.: Rac, Rho, Ras, die p38-, MAP- und AKT-Kinase.

Der $S1P_2$-Rezeptor ähnelt dem bereits beschriebenen. Auch er wird ubiquitär exprimiert und auch seine Aktivierung bewirkt u. a. einen Ca^{2+}-Einstrom. Allerdings sind die durch Bindung eines Agonisten ausgelösten Reaktionen nicht allein über G_i-, sondern auch über G_q- und $G_{12/13}$-heteromere Proteine gekoppelt. In vaskulären glatten Gefäßmuskelzellen führt S1P an diesem Rezeptor zu einer Hemmung der Migration [62].

Auch der $S1P_3$-Rezeptor ist über G_i-, G_q- und $G_{12/13}$-heteromere Proteine gekoppelt. Seine Stimulation führt ebenso wie die Aktivierung des $S1P_1$-Rezeptors zu einer vermehrten Endothelzellmigration und einer Verlängerung der Überlebenszeit von Endothelzellen [63].

Die Funktionen der beiden weiteren S1P-Rezeptoren sind noch nicht hinreichend untersucht. Sie werden in hämatopoetischen und neuronalen Zellen exprimiert [64].

Das HDL assoziierte S1P besitzt eine Reihe gefäßprotektiver Eigenschaften. Es wirkt über die von Endothelzellen exprimierten $S1P_{1-3}$-Rezeptoren. Auf diese Weise kann es etwa der frühen Phase der Gefäßinflammation durch Blockade der Sekretion des MCP-1 entgegenwirken. In der späten Phase einer Gefäßinflammation mit

Plaqueinstabilität führt die Bindung von S1P zur Reduktion der Expression von Metalloproteinasen (speziell der Matrix Metallo Protease-9 (MMP-9)) und so zu einer erhöhten Plaquestabilität. Für diese Arbeit in besonderem Maße interessant sorgt es durch seine Rezeptorbindung auch für eine Aktivierung der AKT-Kinase und damit für eine gefäßerweiternde NO-Produktion.

1.3 Fragestellung und Zielsetzung

Im Rahmen dieser Arbeit ist in erster Linie die Identifikation der eingeschränkten endothelialen Funktion als Resultat von strukturellen Veränderungen des HDL-Moleküls bei Patienten mit eingeschränkter Nierenfunktion von Bedeutung. So lässt eine Untersuchung von Ansell, Watson et al. auf eine paradoxe Wirkung des HDL, unabhängig von der Höhe des Plasmaspiegels, schließen [65]. Sie stellten sowohl einen atheroprotektiven als auch einen atheroskleroseförderndern Effekt des HDL fest. Da jedoch nicht die Menge des HDL von Bedeutung zu sein schien, kann auf Unterschiede innerhalb des Moleküls rückgeschlossen werden. Eine verminderte gefäßdilatierende Wirkung bestimmter HDL-Moleküle würde demnach ein schlechteres Outcome von niereninsuffizienten Patienten im Vergleich zu Gesunden bei der Behandlung mit CSE-Hemmern erklären. So könnte eine Erhöhung der HDL-Plasmakonzentration im Falle einer veränderten Zusammensetzung unter Umständen nicht den gewünschten antiinflammatorischen und vasodilatierenden Effekt zeigen und somit auch weniger atheroprotektiv wirken. Im Gegenteil, eine Erhöhung des in diesem Falle sogar schädigend wirkenden HDL resultierte in einem gegenteiligen Effekt.

Die Wertung dieser Hypothese soll im Rahmen dieser Arbeit durch Applikation von HDL verschiedener gesunder Probanden sowie niereninsuffizienter Patienten auf Mausaorten im Kleingefäßmyographen erfolgen. Zuvor ist die Isolation des HDL sowie eine Qualitätskontrolle, um die Verwendung von reinem HDL zu verifizieren, geplant. Auch das vasodilatative Wirkprinzip des HDL, bzw. seines Bestandteils S1P, soll in mehreren Versuchsreihen bestätigt werden.

Die Relevanz des Apo A-I wird hier ebenfalls Bewertung finden. So soll ein Zusammenhang von abgeschwächter vasorelaxierender Wirkung des HDL zu Veränderungen des Apo A-I gezeigt werden.

Zur Beurteilung der vasodilatativen Wirkung verschiedener HDL-Moleküle dienen kummulative Reihen im Sinne von Dosis-Wirkungs-Kurven (DWK). Dabei wird eine

Versuchsreihe von „gesundem" HDL, eine weitere von HDL terminal niereninsuffizienter Patienten gebildet. Alle Proben werden einzeln registriert und appliziert, sodass auch eine interindividuelle Beurteilung der vasodilatativen Wirkung der HDL-Samples erfolgen kann, wie sie bei „gesundem" HDL bereits in vorherigen Arbeiten gezeigt werden konnte.

Weitere Anteile der Proben werden zur späteren quantitativen Bestimmung der einzelnen molekularen Anteile aufbewahrt, etwa mittels Fast Protein Liquid Chromatography (FPLC) oder High Performance Liquid Chromatography (HPLC). Auf diese Weise können in weiteren Arbeiten mögliche strukturelle Unterschiede im HDL-Molekül und eine differierende Wirkung auf Gefäße in Verbindung gebracht werden.

2. Material und Methoden

2.1 Geräte und Software

2.1.1 Der Kleingefäßmyograph

Allgemeines Prinzip

Der Kleingefäßmyograph erlaubt es, die Kontraktionskraft eines einzelnen Gefäßes unter isometrischen Bedingungen zu messen, um es auf diese Weise pharmakologisch zu charakterisieren.

Zur Datenerhebung eignen sich Segmente sowohl großer elastischer Gefäße als auch kleinerer Widerstandsgefäße, der Innenlumendurchmesser sollte jedoch größer als 100 µm betragen. Sie werden aus Ratten oder Mäusen entnommen. Es folgt das Einspannen eines bis zu 100 µm kleinen präparierten Gefäßrings in die Kammer des Myographen unter möglichst physiologischen Bedingungen. Dies beinhaltet, dass das Gefäß noch durchblutet entnommen und zur Präparation unverzüglich in gekühlter physiologischer Tyrode-Lösung gelagert wird. In der Kammer des Kleingefäßmyographen ist Wärmezufuhr und zudem eine Carbogenbegasung gewährleistet. Nun kann über Drähte, die das jeweilige Gefäß durchziehen und mit einem Kraftmesser verbunden sind, eine Messung der Gefäßkontraktionskraft erfolgen. Soll eine Beurteilung des Gefäßes unter pharmakologischer Stimulation stattfinden, so wird die Substanz hinzugefügt, deren Wirkung auf das vaskuläre System näher zu untersuchen ist.

Das Gerät

Der Kleingefäßmyograph (engl. „Small Vessel Myograph") wurde 1976 erstmalig von Mulvany und Halpern beschrieben [66]. Bei dem verwendeten Gerät handelt es sich um ein Modell der Firma Danish Myotechnology, Aarhus/DK mit der Bezeichnung DTM-310A.

Material und Methoden 28

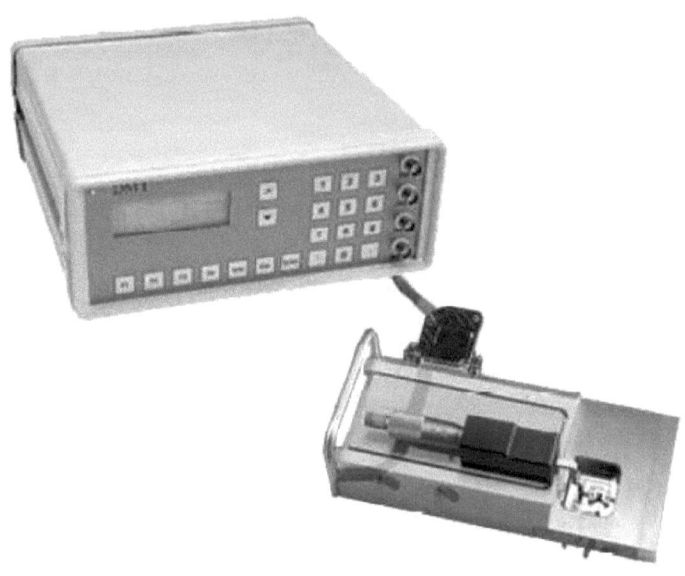

Abbildung 7: Ein Kleingefäßmyograph (Modell 310A) der Firma Danish Myotechnology (Quelle: http://www.dmt.dk)

Der Kleingefäßmyograph verfügt über eine Edelstahlkammer mit einem Volumen von 15 ml, ausgestattet mit einer Gaszufuhr- und Absaugvorrichtung sowie einer Heizung. Innerhalb der Kammer befinden sich zwei Trägerbacken, von denen eine in Verbindung mit einem Kraftmesser, die andere in Verbindung mit einer Mikrometerschraube steht.

Zwischen die Trägerbacken wird der Gefäßring auf zwei Drähten eingespannt. Über die Mikrometerschraube wird nun der Abstand der beiden Trägerbacken reguliert. Dadurch wird der Gefäßring entsprechend gedehnt bzw. entspannt.

Der Kraftmessarm misst mit einer Genauigkeit von 0,01 mN die Kräfte, die durch Kontraktionen und Dilatationen der glatten Gefäßmuskelzellen in der Gefäßmedia entstehen. Er besteht aus einem Piezo-gesteuerten Widerstandsmesser, welcher über ein Kabel mit einem extern gelegenen Myo-Interface verbunden ist. Der Messbereich beträgt 250 mN.

Material und Methoden 29

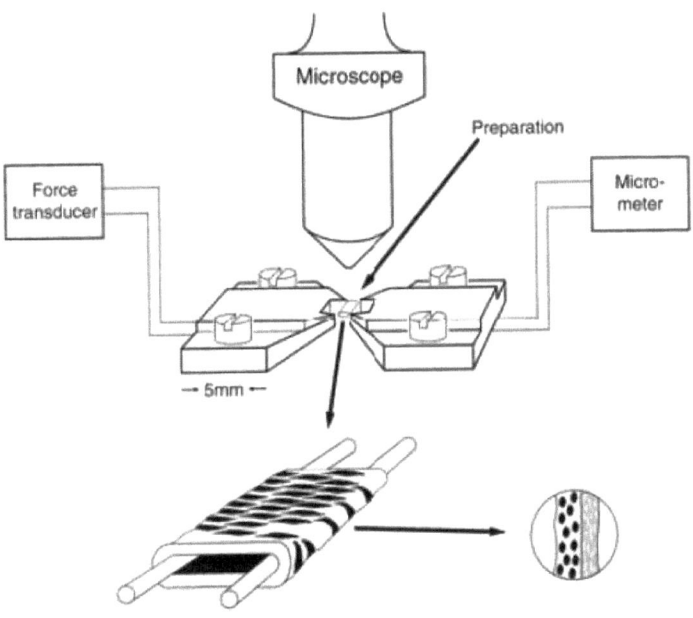

Abbildung 8: Schematische Zeichnung des Aufbaus des DMT-310A
(Quelle: http://www.dmt.dk). Erläuterungen im Text.

Um die Messbedingungen, vor allem das Volumen der Kammerflüssigkeit und den Sauerstoffpartialdruck, möglichst konstant zu halten, kann die Kammer des Kleingefäßmyographen mit einer Abdeckung verschlossen werden. Über einen Trichter kann der Experimentator jedoch weiterhin Tyrode-Lösung, Kaliumchlorid (KCl) oder andere Substanzen applizieren. Auch die fortdauernde Messung der Kammer-Temperatur mit einer Genauigkeit von 0,1 °C ist über einen separaten Zugang ausführbar. Außerdem ist in der Abdeckung eine kleine Öffnung, in die geringe Mengen einer Substanz pipettiert werden können. Ferner sind die Begasung mit Carbogen (95 % O_2/5 % CO_2) und das Absaugen von Flüssigkeit in eine Auffangflasche mittels Vakuumpumpe durch Öffnungen in der Abdeckung kontinuierlich möglich.

Eine Heizung ermöglicht es, die Kammer-Temperatur auf 37 °C einzustellen, was annähernd der Körperkerntemperatur entspricht.

Alle Messdaten werden über das an einen Computer angeschlossene Myo-Interface digital gespeichert und ausgewertet.

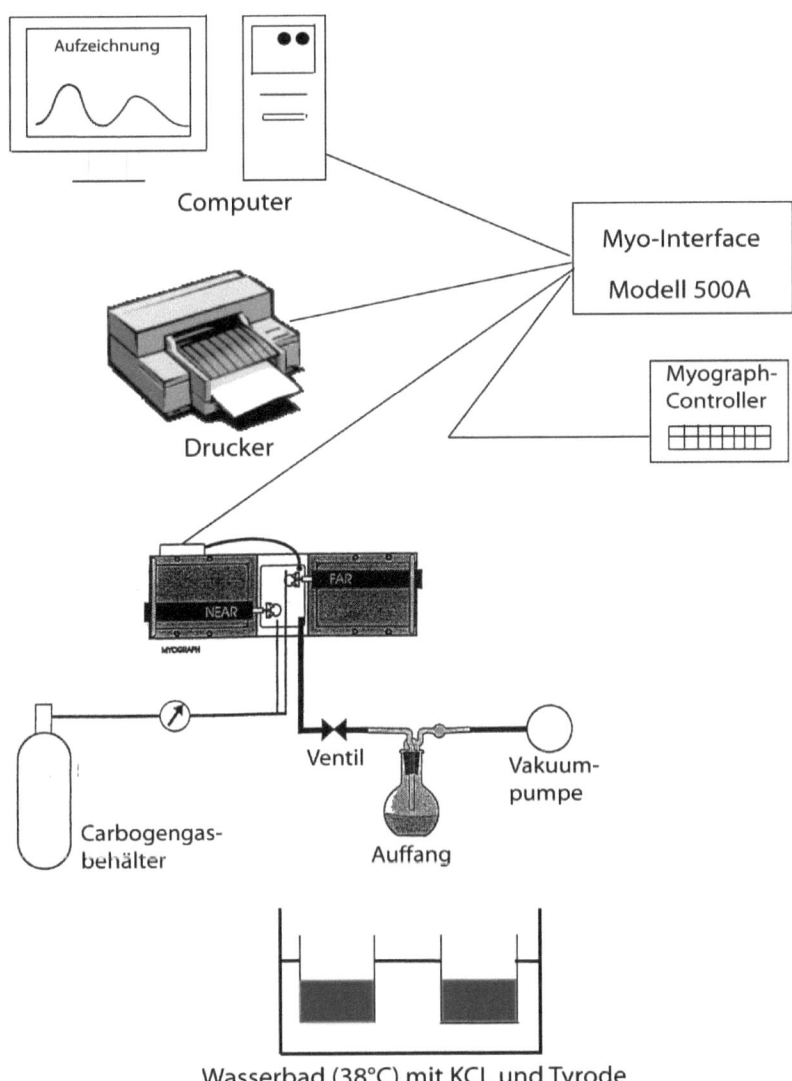

Abbildung 9: Versuchsaufbau
nach Mulvany and Halpern („procedures for investigation of small vessel using small vessel myograph", Mulvany MJ, 1996)

Die Software

Als Datenerfassungsprogramm diente bei allen Versuchen am Kleingefäßmyographen Myodaq 2.0 der Firma JP Trading, Aarhus/DK. Die Messwerte des Kraftmessers wurden laufend erfasst und als Funktion der Zeit graphisch dargestellt, sodass der Messprozess jederzeit visuell kontrolliert werden konnte.

Nach einer abgeschlossenen Messung wurden die gespeicherten Daten mit dem Analyseprogramm Myodata 2.0 von JP Trading ausgewertet, anschließend in eine Excel-Datei (Microsoft Excel für Windows, Microsoft Office XP, Microsoft Corporation, Redmond/USA) überführt und schließlich in dem Statistikprogramm GraphPad Prism 3.0 (GraphPad Software, San Diego, CA) verarbeitet.

Zu jedem Versuch wurden im Log-Buch des Programms Myodaq 2.0 sowie in der Informationsdatei des Programms Prism 3.0 Versuchsname, -datum, Name des Experimentators, Tierstamm, -gewicht und -geschlecht, sowie ggf. aufgetretene Auffälligkeiten protokolliert.

Statistik

Die im Ergebnisteil dargestellten DWK werden sigmoidal durch Anpassung des Kurvenverlaufs an die Verteilung der Messdaten („curve fitting") im Datenverarbeitungsprogramm GraphPad Prism 3.0 verbildlicht. Sie sind ebenso wie die abgebildete SDS-PAGE und der Western Blot exemplarische Darstellungen der unabhängig voneinander durchgeführten Versuche.

In den vergleichenden Graphiken wurden jeweils zusammenfassende Darstellungen gewählt. Dabei wurden aus den Rohdaten Mediane gebildet, welche mit den entsprechenden Standardabweichungen dargestellt sind.

Zur statistischen Analyse diente der Mann-Whitney-Test, da dieser Test verteilungsunabhängig, also nicht parametrisch ist. Ein $p < 0{,}05$ wurde als statistisch signifikant gewertet. Die Auswertung erfolgte auch hier mittels der Software GraphPad Prism 3.0.

Material und Methoden

Kalibrierung des Kraftmessers

Die Kalibrierung des Kraftmessers wurde regelmäßig durchgeführt. Dazu wurde ein Draht an der mit dem Kraftmessarm verbundenen Trägerbacke befestigt. Dann wurde der Hebelarm einer speziell für den Kleingefäßmyographen entwickelten Kalibrierungswaage in den Raum zwischen Trägerbacke und Draht positioniert. Der Draht durfte hierbei nicht berührt werden, der Kraftmesser keinen Ausschlag anzeigen. Nun wurde der Hebelarm der Kalibrierungswaage mit einem Gewicht von 2 g beschwert, es wirkte gemäß der Gleichung

$$F_{Kraftmesser} = W \times g \times (Kraftarmlänge/Hebelarmlänge), mit$$

$g = 9,81$ N/kg,
$W = 2$ g,
Länge d. Kraftarms/Länge d. Hebelarms = 2/4

auf dem Kraftmesser die Kraft 9,81 N und er konnte entsprechend kalibriert werden.

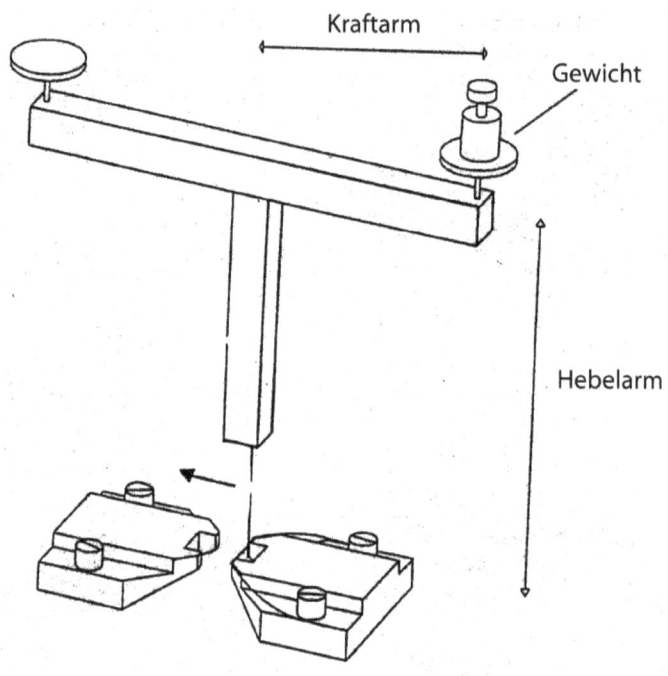

Abbildung 10: Eichung des Kraftmessers mit Hilfe einer Kalibrierungswaage nach Mulvany und Halpern (aus „procedures for investigation of small vessel using small vessel myograph", Mulvany MJ, 1996)

2.1.2 Weitere Geräte

Gerät	Hersteller
Pyknometer	Brand GmbH + CO KG, Wertheim/D
BioLogic DuoFlow System	Bio-Rad, Hercules/USA
Zentrifuge TLG z 382 K	LTG, Wehingen/D
L7-65 Ultrazentrifuge	Beckman Instruments Inc., Palo Alto, CA/USA
Rotor (Modell 50.2 TI)	Beckman Instruments Inc., Palo Alto, CA/USA
Trans-Blot SD Semi-Dry Transfer Cell	Bio-Rad, Hercules/USA
Mini-Protean® I/II Elektrophorese-Zelle	Bio-Rad, Hercules/USA

Gerät	Hersteller
Curix 160-Apparatur zur Filmentwicklung	AGFA, Köln/D
Analysewaage	Sartorius, Göttingen/D
Kühlschrank (-20 °C)	Liebherr, Biberach an der Riß/D
Magnetrührer	IKA-Werk, Staufen im Breisgau/D
Mikroskop	Zeiss, Jena/D
Vakuumpumpe	Millipore, Cork/Ireland
Vortexer	Roth, Karlsruhe/D
Pipetten (1 µl, 10 µl, 100 µl, 200 µl, 1 ml)	Eppendorf, Hamburg/D

Tabelle 1: Geräte

2.2 Materialien

2.2.1 Einmalmaterialien

Material	Hersteller
Einmalskalpell	Rüttgers, Solingen/D
Pipettenspitzen	Süd Laborbedarf, Gauting/D
Spritzen und Nadeln	Braun Melsungen, Melsungen/D

Tabelle 2: Einmalmaterialien

2.2.2 Mehrfachmaterialien

Material	Hersteller
Mikroschere	RFQ-Medizintechnik GmbH u. Co KG, Tuttlingen/D
Tricorn™ Superose™ 6 10/300 GL high performance columns	GE Healthcare, Uppsala/Schweden
Slide-A-Lyzer® Dialyse Kassette (10.000 MWCO)	Pierce, Rockford, IL/USA
Zentrifugen-Röhrchen	Beckman Instruments Inc., Palo Alto, CA/USA

Material	Hersteller
MILLEX® GV Filtereinheit (Porengröße 0,22µm)	Millipore, Cork/Ireland
Amicon® Ultra - 15 10.000 MWCO Zentrifugenfilter	Millipore, Cork/Ireland
Filterpapier Western Blot	Whatman International Ltd., Maidstone/E
Röntgenfilm-Kassette mit Hyperfilm ECL	Amersham Pharmacia Biotech, Freiburg/D

Tabelle 3: Mehrfachmaterialien

2.2.3 Lösungen

Da die Methodik des Kleingefäßmyographen voraussetzt, dass unter annähernd physiologischen Bedingungen gemessen wird, wurde zunächst vor jedem Versuch eine physiologische Kochsalzlösung, auch Tyrode-Lösung genannt, hergestellt. Ein Teil der Lösung wurde auf Eis gestellt (zur Lagerung bzw. Präparation der frisch entnommenen Gefäße), der andere Teil wurde auf Körpertemperatur (37 °C) erwärmt (Messbedingungen in der Kammer).

Folgendes Mischungsverhältnis beschreibt die Tyrode-Lösung:

Stoff	Molekulargewicht (g/mol)	1L (g)	2L (g)
NaCl	58,44	6,95	13,91
Mg-Sulfat	246,50	0,30	0,59
$NaHCO_3$	84,01	2,10	4,20
KCl	74,56	0,35	0,70
Glucose	180,20	1,98	3,96
EDTA	372,24	0,01	0,02
KH_2PO_4	136,10	0,16	0,33
Ca-Chlorid	147,02	0,24	0,47

Tabelle 4: Zusammensetzung der Tyrodelösung

Material und Methoden

Grundlage aller verwandten Lösungen ist bidestilliertes Wasser, die Chemikalien der Firma Sigma-Aldrich Laborchemikalien GmbH, Seelze/D, wurden mit einer geeichten Analysewaage abgemessen. Nach Hinzugabe der Substanzen wurde die Lösung auf einem Magnetrührer vermengt, bis eine klare Lösung entstand.

Vor jedem Versuch wurden die eingespannten Gefäße auf ihre Funktion überprüft. Durch Applikation einer Kalium-Chlorid-Lösung wurde rezeptorunabhängig eine Kontraktion verursacht. Nach jeder Kontraktion wurden die Kammern mit Tyrode ausgewaschen, sodass die Gefäßspannung wieder eine Baseline erreichte.

Folgendes Mischungsverhältnis beschreibt die Kalium-Chlorid-Lösung:

Stoff	Molekulargewicht (g/mol)	1L (g)	2L (g)
NaCl	58,44	0	0
Mg-Sulfat	246,50	0,30	0,59
$NaHCO_3$	84,01	2,10	4,20
KCl	74,56	9,69	19,38
Glucose	180,20	1,98	3,96
EDTA	372,24	0,01	0,02
KH_2PO_4	136,10	0,16	0,33
Ca-Chlorid	147,02	0,24	0,47

Tabelle 5: Zusammensetzung der Kaliumchlorid-Lösung

Für die SDS-PAGE wurden verwendet:

Lösung	Hersteller
Laemmli-Puffer	Bio-Rad, Hercules/USA
Natrium-Dodecyl-Sulfat	Bio-Rad, Hercules/USA
Coomassie Brillant Blue R-250 Färbelösung	Bio-Rad, Hercules/USA
Coomassie R-250 Entfärbelösung	Bio-Rad, Hercules/USA
EDTA	Biochrom AG, Berlin/D
2-Mercaptoethanol	Sigma-Aldrich Inc., St. Louis, MO/USA

Lösung	Hersteller
SDS-PAGE Standard Tiefen- und Höhenmarker (broad range)	Bio-Rad, Hercules/USA

Tabelle 6: Lösungen SDS-PAGE

Für die FPLC wurden verwendet:

Lösung	Hersteller
Dulbecco PBS mit Ca^{2+} und Mg^{2+}	Biochrom AG, Berlin/D
PBS ohne Ca^{2+} und Mg^{2+}	Biochrom AG, Berlin/D

Tabelle 7: Lösungen FPLC

Für den Western Blot wurden verwendet:

Lösung	Hersteller
Nitrocellulose-Membran (0,45 µM)	Schleicher & Schuell, Dassel/D
Apo A-I Antikörper	Abcam Inc., Camebridge, MA/USA
IgG-Zweitantikörper	Santa Cruz Biotechnology, Heidelberg/D
Naphthol-AS-Phosphat	Sigma-Aldrich Inc., St. Louis, MO/USA
Fast Red (Multicolor Detection Set)	Boehringer Mannheim GmbH, Mannheim/D
ECL Western Blot Detektion-System	Amersham Pharmacia Biotech, Freiburg/D
Tris-HCl	Carl Roth GmbH & Co, Karlsruhe/D
Milchpulver	Santa Cruz Biotechnology, Heidelberg/D
Tween 20	Carl Roth GmbH & Co, Karlsruhe/D
NaN_3	Sigma-Aldrich Inc., St. Louis, MO/USA

Tabelle 8: Lösungen Western Blot

Material und Methoden 39

2.3 Methodik

2.3.1 Isolation des HDL

Das HDL wurde mittels Dichtegradientenultrazentrifugation aus sterilem Ethylendiamintetraessigsäure (EDTA)-Blut gewonnen. Als Ausgangsmaterial diente frisches Plasma von Patienten der Medizinischen Klinik IV des Campus Benjamin Franklin der Charité – Universitätsmedizin Berlin. Sie wurden zum Zeitpunkt der Probenentnahme aufgrund einer chronischen Niereninsuffizienz behandelt und seit mindestens 3 Monaten hämodialysiert. Als Kontrollgruppe fungierten gesunde Probanden.

Extraktion von Lipoproteinen aus humanem Plasma

Es gibt verschiedene Verfahren, um Lipoproteine mittels Ultrazentrifugation voneinander zu trennen. Sie alle nutzen die unterschiedliche Dichte der Proteine. So kommt es unter Einfluss von Zentrifugalkräften zu variablen Sedimentationsraten der Plasmabestandteile. Havel et al. fraktionierten schon früh Lipoproteine durch Ultrazentrifugation aus Plasma, indem sie der jeweiligen Lösung nach und nach eine höhere Dichte gaben [67]. Chapman et al. beschrieben anschließend eine reproduzierbare Methodik zur schrittweisen Isolation der großen Lipoproteinklassen VLDL, LDL, HDL_2 und HDL_3 aus humanem Plasma. Je Isolation eines Lipoproteins muss hierbei der Dichtegradient nur einmal erhöht werden, was eine schnelle Isolation ermöglicht [68].

Die sequentielle Ultrazentrifugation ist heute Standardmethode zur Isolation von Lipoproteinen und ihren Unterklassen in Abhängigkeit ihrer Dichte. Im Rahmen dieser Arbeit wurde stets eine Ultrazentrifuge vom Modell L7-65 (Modell des Rotors: 50.2 Tl) der Firma Beckman Instruments bei 227200 x g und 4 °C unter Vakuumbedingungen eingesetzt. Um die zu Isolationszwecken jeweils gewünschte Dichte des Plasmas zu erhalten, wurde dem Lipoproteingemisch konzentrierte Kaliumbromid (KBr)-Lösung (d = 1,35 g/ml) oder eine berechnete Menge KBr-Pulver beigefügt. Das benötigte Volumen der Stammlösung kann mit folgender Gleichung annähernd berechnet werden:

$A \times Y + B \times Z = (A + B) X$, wobei

A das Volumen des Serums,
Y die Dichte der proteinfreien Lösung, deren Dichte erhöht werden soll,
B das Volumen der Salzlösung,
Z die Dichte der Salzlösung und
X die Dichte der proteinfreien Mischlösung bezeichnet.

Wird KBr-Pulver verwendet, so berechnet sich die benötigte Masse wie folgt:

$m_{KBr} = V_{plasma}$ x (gewünschte Dichte – Ausgangsdichte)/(1 – 0.32 x gewünschte Dichte).

Die Dichte der Lösung wurde exakt angepasst und abschließend nochmals mit einem Pyknometer kontrolliert.

Isolation von Chylomikronen, VLDL und ILDL

Um die erste Fraktionierung des Plasmas durchzuführen, wurde zunächst eine geeignete Menge (z. B. 5 ml) des Plasmas in ein verschließbares Standardreaktionsgefäß der Firma Eppendorf gegeben. Die Dichte des Plasmas wurde durch Zugabe von KBr-Stammlösung auf 1,019 g/ml angepasst. Anschließend wurde das Reaktionsgefäß mit einer Salzlösung gleicher Dichte bis auf ¾ seines Volumens aufgefüllt, dann fest verschlossen und 18 bis 20 Stunden bei 4 °C unter Vakuumbedingungen ultrazentrifugiert.
Nach der Zentrifugation zeigten sich drei Schichten im Reaktionsgefäß. In der obersten Schicht lagerten sich Lipoproteine mit einer geringeren Dichte als die der Lösung ab. Diese Lage enthielt demnach Chylomikronen, VLDL und Intermediate Low Density Lipoprotein (ILDL). Sie ließ sich vorsichtig mit einer Pipette extrahieren und bei 4 °C zur weiteren Analyse lagern.

Isolation des LDL

Unter der obersten Proteinschicht findet sich die zweite Schicht, eine klare, farblose Flüssigkeit. In ihr sind jene Bestandteile des Plasmas enthalten, die eine höhere

Dichte als die der proteinfreien Lösung besitzen (d > 1,019 g/ml). Es wurden etwa ¾ der klaren Schicht mit einer Pipette abgetragen und verworfen, während das restliche Viertel ausreichend extrahiert und in ein konisches Gefäß von 15 ml Volumen überführt wurde. Wieder wurde das Plasma mit KBr-Lösung einer Dichte von 1,019 g/ml auf ein Volumen von 5 ml gebracht. Das Ganze wurde daraufhin bei 4.000 x g für 10 Minuten bei 4 °C in einer Laborzentrifuge geschleudert und der Überstand abermals abgetragen. Anschließend wurden 15 ml KBr-Lösung einer Dichte von 1,063 g/ml hinzugefügt. Da die Dichte der Lösung 1,063 g/ml entsprechen sollte, wurde noch entsprechend konzentrierte KBr-Stammlösung ergänzt. Dieses Gemisch wurde schließlich in ein zentrifugierbares Röhrchen überführt und nochmals 18 bis 20 Stunden wie oben beschrieben ultrazentrifugiert. Hiernach enthielt die oberste Schicht LDL, welches mit einer Pipette extrahiert und bei 4 °C zur weiteren Bearbeitung gelagert werden konnte.

Isolation der HDL-Fraktion

Nachdem das LDL vorsichtig mit einer Pipette abgetragen wurde, konnten etwa ¾ der farblosen, klaren mittleren Schicht aus dem Röhrchen entfernt werden. Um die Reinheit der HDL-Fraktion zu verbessern, erfolgte nun die Wiederholung der beschriebenen Prozedur, also eine Zentrifugation mit KBr-Lösung einer Dichte von 1,063 g/ml. Ein weiteres Mal wurden die beiden oberen Schichten entfernt und die unterste Lage in einem konischen Reaktionsgefäß mit einer KBr-Lösung von 1,063 g/ml auf 5 ml aufgefüllt. Nach Zentrifugation bei 4000 g über 10 Minuten wurde der Überstand zu 15 ml KBr-Lösung mit einer Dichte von 1,215 g/ml hinzugefügt. Die Gesamtdichte des Gemisches konnte nun durch Zugabe von konzentriertem KBr zu einer Dichte von 1,215 g/ml aufgewertet werden. Das Gemisch wurde daraufhin in ein zentrifugierbares Röhrchen überführt und 48 Stunden lang ultrazentrifugiert. Nach diesem Schritt befand sich die HDL-Fraktion in der obersten Schicht, welche schließlich mit einer Pipette abgetragen und bei 4 °C gelagert wurde.

2.3.2 FPLC

Die FLPC ist eine Form der Säulenchromatographie. Sie wird verwendet, um Moleküle nach dem Prinzip einer Gelfiltration ihrer relativen Größe nach aufzutrennen. Das Proteingemisch wird dabei auf eine Säule appliziert, welche mit Kugeln einer bestimmten Porengröße gefüllt ist. Kugeln aus Sephadex, Sepharose oder Bio-Gel besitzen einen Durchmesser von 100 µm und sind damit für die Auftrennung der Proteine des HDL geeignet.

Durchläuft das Proteingemisch die Säule, so penetrieren kleinere Moleküle in die Poren der Kugeln, bleiben also „hängen", während größere Moleküle die Säule schnell durchlaufen. Da die Laufzeit von Proteinen bekannter Masse bereits erhoben wurde, kann anhand der Durchlaufgeschwindigkeit auf die molekulare Masse geschlossen werden.

Das FPLC-System wird durch eine Computer-Sofware gesteuert. Zwei Pumpen kontrollieren hierbei die Flussgeschwindigkeit des Laufmittels und halten diese konstant.

Die FPLC wurde bei Raumtemperatur durchgeführt. Als Säulen wurden zwei Superose^{TM} 6 10/300 GL verwendet, die mittels des BioLogic DuoFlow Systems in Serie geschaltet wurden. Dieses System besteht aus einer BioLogic DuoFlow Arbeitsstation (mit zwei Gradientenpumpen, welche den konstanten Fluss erzeugen), einem Quadrec UV-Vis Detektor, einem Leitfähigkeits-Monitor, einem Auffänger der Fraktionen (Modell 2128) und einer AVR 7-3 Injektionsmulde. Das System wird durch die BioLogic Duo Flow Software im Microsoft® Windows® 2000 graphical interface kontrolliert. Alle durch FPLC abgeleiteten Substanzen wurden unter einer Absorption von 280 nm Wellenlänge überwacht und schließlich als Elutionsprofile aufgezeichnet. Diese Profile zeigen die UV-Absorption des jeweiligen Fraktionsvolumens.

Als Eluent der FPLC Analyse diente Dulbecco PBS (phosphate buffered saline)- Puffer mit Calcium (Ca^{2+}) und Magnesium (Mg^{2+}). Nachdem die Säulen in Serie geschaltet wurden, wurden diese zunächst mit 25 ml 20%iger Ethanollösung gewaschen, dann mit 25 ml destilliertem Wasser gespült und schließlich mit mindestens 50 ml PBS gewaschen, wobei die Durchflussrate bei 0,5 ml/min lag. Die eigentliche Applikation der zu untersuchenden Proteinlösungen erfolgte erst, nachdem sich die Durchflussrate stabilisiert hatte.

Um die Serum-Proben zu untersuchen, wurden 200 µg des Serums in PBS mit Ca^{2+} und Mg^{2+} auf ein Volumen von 1 ml verdünnt. Die Probe wurde mit einer Spritze auf die Säule gegeben und mit einer Flussgeschwindigkeit von 0,3 ml/min transportiert. Die einzelnen Fraktionen wurden auf ein Volumen von 0,6 ml determiniert, damit erfolgte eine Auftrennung der gesamten Probe in etwa 64 Minuten.

Material und Methoden   43

Um die einzelnen Gipfel des FPLC-Profils einer Serumprobe identifizieren zu können, wurden die mittels Ultrazentrifugation separierten Lipoproteine einzeln auf die Säule gegeben und die Fraktion bestimmt, in welcher sie nach Durchlauf der Säule enthalten waren.

2.3.3 Natrium-Dodecyl-Sulfat-Polyacrylamid-Gelelektrophorese (SDS-PAGE)

Diese Form der Gelelektrophorese wird in der Biochemie und Molekularbiologie verwendet, um Proteine nach ihrem molekularen Gewicht aufzuspalten. Hier wurde sie zur Hilfe genommen, um einzelne Proteinbestandteile der durch Ultrazentrifugation getrennten HDL-Fraktionen zu separieren, diente somit also auch als Qualitäts- bzw. Reinheitskontrolle der durch Ultrazentrifugation getrennten Plasmalipoproteine.

Die SDS-PAGE ist eine eindimensionale Gelelektrophorese, welche durch das enthaltene 0,1 % SDS eine Aufspaltung von Proteinen nach ihrer molekularen Größe bewirkt. Sie beruht auf einem Polyacrylamidgel, bestehend aus einer trennenden Gelschicht und einer Ablageschicht. Die zu untersuchenden Proteine wurden im SDS Startpuffer gelöst und elektrophoretisch aufgetrennt. Dabei ist die Geschwindigkeit der Proteine über dem Gel invers proportional zum Logarithmus ihrer molekularen Masse.

SDS wird verwendet um Proteine zu denaturieren, Protein-Komplexe aufzuspalten und Polypeptidketten proportional zur Länge der Moleküle eine negative Ladungsdichte zu verleihen. Das reduzierende Agens, welches im Puffer der Lösung enthalten ist, sorgt für die Spaltung jeder in der Probe enthaltenen Disulfid-Bindung.

Das Gel wird nach dem Auftragen der zu untersuchenden Proteinlösung in Coomassie Färbemittel eingetaucht und behutsam etwa 15 Minuten bei Raumtemperatur geschwenkt. Diese Färbung bindet unspezifisch an beinahe alle Proteine, sodass Proteinbanden im Polyacrylamidgel ausgemacht werden können. Zur Kontrastverstärkung wird das Gel nach Anfärbung ein weiteres Mal geschwenkt, dieses Mal in einer den Hintergrund entfärbenden Lösung. Nach dieser Prozedur wird das Gel getrocknet, um es anschließend einscannen zu können.

Um reproduzierbare Gelelektrophoresen herzustellen, wurde stets das gleiche Instrumentarium verwendet, nämlich Mini-Protean II und III der Firma Biorad. Zudem wurde immer die gleiche Menge an Protein verwendet, wobei die Mindestmenge an Protein zur SDS-PAGE Analyse 5 µg beträgt. Zur Vorbereitung wurde das Aliquot der Lipoprotein-Probe mit zweifach destilliertem H_2O zu einem Volumen von 25 µl aufgefüllt und 1:1 mit einem Puffer gemischt, der zu 95 % Laemmli-Puffer und zu 5 % aus 2-Mercaptoethanol besteht. Die nun insgesamt 50 µl wurden bei 95 °C 5 Minuten lang gekocht, um die enthaltenen Proteine zu denaturieren. Anschließend wurde die gesamte Lösung auf das vorbereitete 1,5 mm dicke 12 %-SDS-Polyacrylamidgel aufgetragen und mit 4 % Ablageschicht übergossen.

Im nächsten Schritt wurde die Kammer des Mini-Protean II mit Elektrophorese Laufpuffer befüllt. Das Gel wurde nun einer 10-minütigen Vorspannung von 150 V unterzogen und schließlich bei 100 V für 120 Minuten zur Elektrophorese ausgesetzt. Die Proteine wurden dabei nach ihrer Masse aufgetrennt, dann mit Coomassie Brilliant Blue R-250 Lösung 10 Minuten bei Raumtemperatur eingefärbt. Die überschüssige Farbe wurde danach ausgewaschen, zweimal mit destilliertem H_2O und zuletzt über Nacht mit Coomassie R-250 Entfärbelösung.

Die Laufweite eines jeden Lipoprotein-Bandes wurde verglichen mit SDS-PAGE Tiefen- bzw. Höhenmarkern, die in der gleichen Weise wie die oben beschriebenen Proben behandelt wurden.

Der Tiefenmarker enthält folgende Proteinkomponenten: Phosphorylase B (19.400), BSA (66.200), Ovalbumin (45.000), Carboanhydrase (31.000), Sojabohnen Trypsin Inhibitor (21.000) und Lysozym (14.400).

Der Höhenmarker enhält: Myosin (200.000), ß-Galactosidase (116.250), Phosphorylase B (97.400), BSA (66.200) und Ovalbumin (45.000).

2.3.4 Western Blot

Die in der SDS-PAGE aufgetrennten Proteine wurden bei diesem Verfahren zunächst für 15 Minuten in Transferpuffer äquilibriert. Währenddessen konnte eine Nitrocellulose-Membran mit Methanol befeuchtet und anschließend mit bidestilliertem H_2O gewaschen werden, bevor sie mit Filterpapier in den Transferpuffer gelegt wurde. Es folgte die Übertragung der Proteine auf die Nitrocellulose-Trägermembran durch Anlegen eines senkrecht zum Polyacrylamidgel gerichteten elektrischen Feldes (3 mA je ccm Gelfläche) über 60 Minuten. Als Blotkammer diente die Trans-Blot SD Semi Dry Cell mit Platin/Edelstahl-Elektroden.

Um die erfolgreiche Übertragung der Proteine zu überprüfen, wurde die Membran zunächst reversibel mit Ponceaurot inkubiert, welches alle transferierten Proteine anfärbt. Überflüssiger Farbstoff wurde unter fließendem Wasser ausgewaschen. Anschließend wurden die Markerproteine mit Amidoschwarz-Lösung dargestellt und die Membran getrocknet.

Die Apo A-I Proteine wurden im Anschluss spezifisch über eine antikörpervermittelte Enzymreaktion nachgewiesen. Hierfür musste die getrocknete Membran zunächst erneut mit Methanol befeuchtet und unter bidestilliertem H_2O abgespült werden. Anschließend wurde sie unter leichtem Schwenken eine Stunde mit Blockpuffer inkubiert, um unspezifische Proteinbindungsstellen zu sättigen.

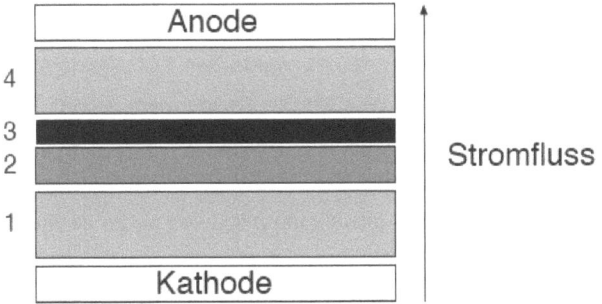

Abbildung 11: Western-Blot-Aufbau
Die Abbildung stellt den Aufbau eines Western Blot schematisch dar. Die Kathode wird mit einem in Transferpuffer getränkten Filterpapier bedeckt (1). Auf das Filterpapier wird das Polyacrylamidgel mit den aufgetrennten Proteinen gelegt (2) und mit einer Membran (3) bedeckt. Als letzte Schicht folgt noch einmal ein feuchtes Filterpapier (4). Der Stromfluss liegt in Pfeilrichtung senkrecht zum Gel.

Jetzt erfolgte die Applikation von Apo A-I Antikörpern mit einstündiger Inkubation bei Raumtemperatur. Anschließend wurde die Membran mit Waschpuffer 3 x 10 Minuten gewaschen. Nachfolgend konnten die entstandenen Antigen-Antikörper-Komplexe mittels eines enzymgekoppelten IgG-Zweitantikörpers unter erneuter Inkubation von einer Stunde gebunden werden.

Nach wiederholtem Waschen mit Waschpuffer (3 x 10 Minuten), erfolgte zur Äquilibrierung der Membran das Waschen mit Detektionspuffer. Dann wurde die Membran mit 2 mg Naphthol-AS-Phosphat und 1 mg Fast Red (Multicolor Detection

Set), gelöst in 10 ml Detektionspuffer, eingefärbt und anschließend, nach Auswaschen mit bidestilliertem H_2O, getrocknet.

Es folgte eine Inkubation der Membran in trisgepufferter Salzlösung + Tween (TBS-T: 10 mM Tris-HCL, pH 7,3; 500 mM NaCl; 0,2 % Tween 20) + 3 % Milchpulver (fettfrei) bei 4 °C über Nacht. Dann wurde der Primärantikörper mit TBS-T-Puffer + 3 % Milchpulver + 0,02 % Natriumazid (NaN_3) verdünnt und die Membran mit diesem Gemisch 3 Stunden inkubiert, bevor sie erneut mit TBS-T gewaschen wurde (5 x 5 Minuten). Es folgte die Applikation des Zweitantikörpers über 30 Minuten, bevor sich das Waschen mit TBS-T-Puffer ein weiteres Mal wiederholte (5 x 5 Minuten).

Bei dem an den Zweitantikörper gekoppelten Enzym handelte es sich um eine Meerrettichperoxidase. Diese katalysiert die Umsetzung von Luminol (bzw. dessen Derivate) in seine oxidierte Form, bei der eine Lumineszenz detektiert werden kann. Um diese Reaktion in Gang zu setzen, wurde das ECL Western Blot Detektions-System verwendet. Die ECL Western-Blot-Reagenzien A und B wurden dabei 1 Minute auf die Membran gegeben, welche anschließend in Frischhaltefolie gewickelt wurde. Nun konnte die Membran in einer Röntgenfilmkassette (Hyperfilm ECL) durch Belichtung (während 3 Minuten bis zu 24 Stunden) entwickelt werden.

2.3.5 Aufbereitung der Proben

Die durch sequentielle Ultrazentrifugation aufbereiteten Lipoproteinfraktionen enthalten hohe Konzentrationen an Salzen und Fällungsmitteln, welche bei weiteren Analysen (etwa von funktionalen Eigenschaften in Zellkulturen) interagieren können. Aus diesem Grund wurden die Lipoproteinfraktionen nach der Isolation zur Weiterverarbeitung aufbereitet. Die Ausfiltration der Salze sowie ein Wechsel des Puffers geschah mit einer Slide-A-Lyzer® Dialyse Kassette (10.000 MWCO) oder einem Amicon® Ultra - 15 10.000 MWCO Zentrifugenfilter.

Die Dialyse Kassette basiert auf dem klassischen Prinzip der Dialyse, also der Diffusion von Molekülen durch eine semipermeable Membran. Dabei diffundieren kleine Moleküle entlang eines Dichtegradienten durch die Poren der Membran, während größere zurückbleiben. Nach ausreichender Dialyse erreichen die kleinen Moleküle auf beiden Seiten gleiche Konzentrationen, sodass keine weitere Netto-

Verschiebung mehr stattfindet. Große Moleküle, welche die Membran nicht passieren können, verbleiben auf ihrer ursprünglichen Seite. Sobald das Fließgleichgewicht der auszufilternden Substanzen erreicht ist, wird der Dialyse-Puffer ausgetauscht und damit ein neuer Konzentrationsgradient geschaffen. Es diffundieren wieder kleine Moleküle über die Membran, die somit nach und nach aus der Lösung eliminiert werden.

Um eine Probe zu entsalzen, wurde eine Dialyse-Kassette 30 Sekunden in PBS-Puffer getaucht. Dann wurden bis zu 3 ml Lipoproteinfraktion mit einer Spritze in die Kassette überführt, die schließlich in ein Gefäß eingehängt wurde, welches 5 l PBS-Puffer enthielt. Dieser Puffer wurde über 16 Stunden alle 4 Stunden gewechselt. Nach der Dialyse wurde die nun entsalzte Probe mit einer Spritze der Kassette entnommen.

Der Amicon® Ultra – 15 10.000 MWCO Zentrifugenfilter erlaubt die Rückgewinnung der konzentrierten Probe und des Ultrazentrifugats nach einer Zentrifugation. Dieser Apparat enthält ein zentrifugierbares, verschließbares Röhrchen und eine 15 ml Filtereinheit, welche aus einer asymmetrischen Ultrafiltrationsmembran besteht. Ähnlich dem Prinzip der Dialyse können lediglich kleine Moleküle während der Zentrifugation die Poren dieser Membran passieren. Auch Lösungsmittel wie Wassermoleküle können die Membran durchwandern, sodass diese Methode auch verdünnte Proben zu konzentrieren vermag. Da die Moleküle durch Zentrifugalkräfte durch die Poren gedrückt werden, wird im Gegensatz zur Dialyse kein Dialyse-Puffer auf der anderen Seite der semipermeablen Membran benötigt.

Nachdem die Apparatur mit deionisiertem Wasser gespült wurde, konnten bis zu 15 ml einer Probe in die Filtereinheit eingebracht werden. Dann wurde die Einheit in das zentrifugierbare Röhrchen gesetzt und das geschlossene System über 20 bis 40 Minuten bei 4000 x g geschleudert. Die konzentrierte Lösung konnte schließlich mit einer Pipette geborgen werden. Durch Filtration der so entstandenen Probe mit Hilfe eines MILLEX®GV Filters wurde ein sterilisiertes Präparat hergestellt, welches sich bei 4 °C aufbewahren ließ.

2.3.6 Versuche am Kleingefäßmyographen

Für Versuche am Small Vessel Myographen sind die Entnahme und Präparation von Tiergefäßen von großer Bedeutung. Dabei ist von besonderer Relevanz, dass dieser

Vorgang mit höchster Sorgfalt abläuft. Ein atraumatisch entnommenes und vorsichtig präpariertes Gefäß ist die Grundlage eines erfolgreichen Versuches.

Die Methodik des Kleingefäßmyographen erlaubt lediglich Aussagen zu Gefäßen mit einem Innendurchmesser von 100 µm bis 2 mm. Diese so genannten proximalen Widerstandsgefäße sind in ihrer Rolle als Regulatoren des peripheren Widerstandes und der Anpassung des Blutflusses auf den Bedarf der jeweiligen Organe von zentraler Bedeutung in der Erforschung des Bluthochdrucks.

Versuchstiere

Alle Tiere wurden in den Tierställen der Charité-Universitätsmedizin Berlin, Campus Benjamin Franklin, unter Standardlaborbedingungen gehalten. Für die Versuche erteilte das Landesamt für Landesschutz, Gesundheitsschutz und technische Sicherheit die Genehmigung (O0212-02).

Für die Untersuchungen wurden Mäuse der Stamms C57Bl6 verwendet. Da sich Unterschiede in der Gefäßfunktion auch aus der Tierart ergeben, wurden nur Mäuse als Versuchstiere eingesetzt.

Die Tierhaltung erfolgte in Käfigen aus Makrolon mit einem Standarddeckel von EBECO®, eingestreut mit Weichholzspänen. Die Tiere wurden unter Standardlaborbedingungen gehalten, dies bedeutet bei 22 ± 1°C, einer relativen Luftfeuchtigkeit von 55 ± 5 %, sowie einem künstlichen Tag-Nacht-Rhythmus von 12 Stunden. Sie erhielten Pressfutter und Wasser ad libitum.

Die Versuchsmäuse waren zum Zeitpunkt der Tötung etwa 3 Monate alt und wogen (20 ± 2) g. Die Tötung wurde durch intraperitoneale Applikation von Urethan mit anschließender Organentnahme vorgenommen.

Die Gefäßentnahme und -präparation

Nach Anästhesierung bis zur Schmerzfreiheit durch Urethan (Carbamate, 1,4 g pro kg Körpergewicht), erfolgte eine mediane Thorakotomie mit Durchtrennung des Zwerchfells und anschließender Freilegung der thorakalen Aorta. Das Gefäß wurde auf gewünschter Höhe durchtrennt und unter Zuhilfenahme einer Mikroschere entnommen. Dabei galt zu verhindern, dass es zu einer Dehnung des Gefäßes kommt, da hiernach strukturelle Schäden und somit Endotheldysfunktionen auftreten.

Im unmittelbaren Anschluss an die Mobilisation des Gefäßes erfolgte die Lagerung in gekühlter, Carbogen-begaster Tyrodelösung.

Unter einem Dissektionsmikroskop konnte nun die Adventitia bei 10facher Vergrößerung abpräpariert und das Gefäß in ca. 2 mm lange Ringe geschnitten werden. Die Aorta befand sich hierfür in einer mit einem Polymer (Sylgaard) beschichteten Petri-Schale, sodass sie lediglich adhäsiv, nicht aber mechanisch fixiert wurde.

Es folgte das Einspannen in den Myographen. Zunächst wurde durch das Lumen jedes Ringsegments ein 2 cm langer Draht mit einer Stärke von 40 µm gezogen. Dann wurde der Gefäßring in die Kammer des Myographen transferiert.

Einspannen und Äquilibrieren

Das mit einem Draht durchzogene Gefäßsegment wurde zwischen die Trägerbacken in 37 °C warme und Carbogen-begaste Tyrode-Lösung gelegt. Dann erfolgte das Befestigen des Drahtes unter den Schrauben einer Trägerbacke. Anschließend wurde ein weiterer Draht durch das Lumen gezogen. Analog kam es zur Fixierung an der gegenüberliegenden Trägerbacke.

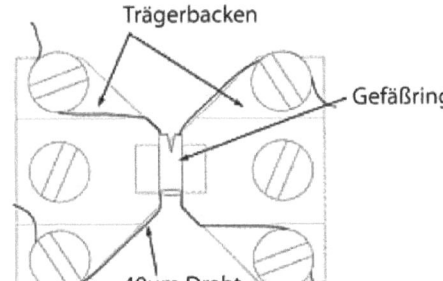

Abbildung 12: Schematische Zeichnung der Kammer des Myographen mit Trägerbacken, Gefäßring und Drähten

Besonders galt es zu beachten, dass das eingespannte Gefäß nicht zwischen Draht und Träger eingeklemmt wurde, sondern weiterhin frei beweglich auf den beiden Drähten auflag.

Nun konnte die Kammer mit ihrer Abdeckung versehen, und sogleich die Absaugvorrichtung in die Kammer eingebracht werden. Zudem erfolgte der Anschluss an die Messeinheit. Um die Leitfähigkeit zu erhöhen, wurde die Verbindung zwischen Messeinheit und Kammer mit Vaseline eingeschmiert.

Durch Drehen der Mikrometerschraube konnten dann die Trägerbacken auseinander gezogen werden, bis sie sich nicht mehr berührten, während das Gefäß auch weiterhin spannungsfrei auflag. Diese Einstellung wurde als spannungsfreier Grundtonus des Gefäßes festgelegt und mit einer Spannung von 0 mN am Myo-Interface beziffert.

Daraufhin wurden die Trägerbacken erneut auseinander geschoben, bis eine Vorspannung von 12 mN erreicht wurde. Es folgte eine Äquilibrierung der Gefäße über 60 Minuten zur Normalisierung des Gefäßinnendrucks bei einer konstanten Vorspannung von 12 mN.

Vorkaskade

Im Anschluss an die Phase der Äquilibrierung wurde die Unversehrtheit des Aortensegments überprüft. Hierfür wurde zunächst die rezeptorunabhängige, durch Änderung des Membranpotentials ausgelöste Kontraktionsfähigkeit des eingespannten Gefäßes überprüft. Dies geschah durch Applikation von 6 ml $1,3 \times 10^{-3}$ mol/l KCl. Die Zugkraft der Gefäßringe konnte anhand der Aufzeichnungen in der Myodaq 2.0 Software verfolgt werden. Nach Erreichen eines oberen Plateaus von mindestens 5 mN über dem Ausgangswert von 12 mN wurde mit Tyrode-Lösung ausgewaschen, was zu einem Einbrechen der Kontraktion führte. Nach einigen Minuten Latenzzeit erreichten die Gefäße wieder eine Baseline. Allerdings ist anzumerken, dass die zu Beginn des Versuches eingestellte Vorspannung sich nach den ersten Kontraktionen und dem darauf folgenden Auswaschen auf einem niedrigeren Niveau stabilisierte, sodass weiteres Vorspannen von Nöten war. Der beschriebene Vorgang wurde mehrmals wiederholt, bis eine konstante Baseline erreicht wurde.

Sollte ein Gefäß auf die Applikation von KCl in entsprechender Konzentration mit einer Kontraktion von weniger als 5 mN reagiert haben, so wurde dieses Gefäß vermutlich durch Entnahme und Präparation strukturell geschädigt und musste gegen ein neues Gefäßsegment ausgetauscht werden.

Um die Funktion des Endothels zu prüfen wurde die rezeptorabhängige Wirkung des Sympathomimetikums Phenylephrin (PE) überprüft. Nach Applikation von PE in einer Konzentration von $1,0 \times 10^{-5}$ mol/l (d.h. 60 µl PE mit einer Konzentration von $1,0 \times 10^{-3}$ mol/l in einem Kammervolumen von 6 ml verdünnt) kam es zu einer

Material und Methoden 51

starken Kontraktion der Gefäße, sofern ihr Endothel intakt war. Diese Vasokonstriktion erreichte nach einigen Minuten ein oberes Plateau. Nun wurde auch die Dilatation als rezeptorabhängige Funktion geprüft. Hierfür wurden 60 µl ACh in Konzentrationen von $1,0 \times 10^{-7}$ bis $1,0 \times 10^{-3}$ mol/l in die Kammer gegeben (dies entspricht einer Kammerkonzentration von $1,0 \times 10^{-9}$ bis $1,0 \times 10^{-5}$ mol/l). Es konnte die dosisabhängige Dilatation durch ACh anhand einer DWK nachvollzogen werden. In funktionell einwandfreien Gefäßen betrug die Vasodilatation durch ACh nach PE-Vorkontraktion mindestens 60 % der Vorspannung. Wurde dieser Prozentsatz nicht erreicht, konnte von einer strukturellen Schädigung des Endothels ausgegangen werden und der Aortenring musste erneut ausgetauscht werden.

Der Versuch

Der eigentliche Versuch wurde unter einer konstanten Vorspannung der Gefäße von 12 mN durchgeführt. Da die Fähigkeit des HDL eine Relaxation auszulösen überprüft werden sollte, wurde zunächst PE in einer Konzentration von $1,0 \times 10^{-5}$ mol/l in die Kammer gegeben. Daraufhin erreichte das jeweilige Gefäß ein konstantes Kontraktions-Plateau. Es folgte die Applikation der zu untersuchenden Substanzen, in diesem Fall des HDL verschiedener Herkunft.
Um eine dosisabhängige Wirkung des Lipoproteins darstellen zu können, wurde zunächst die niedrigste Konzentration appliziert, dann in Zeitabständen von 30 min und in Schritten von 0,5 mol/l die jeweils höheren Konzentrationen. Der relevante Wirkungsbereich betrug sich auf $1,0 \times 10^{-9}$ bis $1,0 \times 10^{-5}$ mol/l.

Reinigung des Kleingefäßmyographen

Nach jedem Versuch am Kleingefäßmyographen musste die salzreiche Tyrode-Lösung vollständig aus der Kammer entfernt werden. Hierzu wurde die Kammer zunächst mehrfach mit destilliertem Wasser ausgespült. Danach wurde 8%ige Essigsäure in die Kammer eingelassen. Nach 5 Minuten folgte erneut ein Ausspülen mit destilliertem Wasser. Dieser Vorgang - erst Einlass von Essigsäure, dann Spülen - wurde dreimal wiederholt.

Da die Absaugvorrichtung nicht alle Flüssigkeit restlos aus der Kammer zu entfernen vermag, wurde am Ende des Reinigungsprozesses das restliche Wasser vom Kammerboden mit einer Spritze abgesaugt.

Im Anschluss an jeden Versuch wurde die Vaseline auf dem Verbindungsstück von Kammer zu Messeinheit erneuert. Dann wurde das Gerät sorgfältig abgedeckt um Kontaminationen durch andere im Labor verwendete Materialien zu verhindern.

3. Ergebnisse

3.1 Qualitätskontrolle der HDL-Isolation

Die FPLC ist ein Flüssigkeitschromatographie-Verfahren, welches der Auftrennung und Benennung von Substanzen dient. Die obere Abbildung zeigt die Lipidkomponenten des Serums, die untere die Auftrennung des, wie beschrieben, isolierten HDL. Es ist deutlich zu sehen, dass die chromatographierte Substanz reines HDL der Fraktion 29 ist. Insofern kann das zur Isolation verwendete Verfahren als verlässlich gelten.

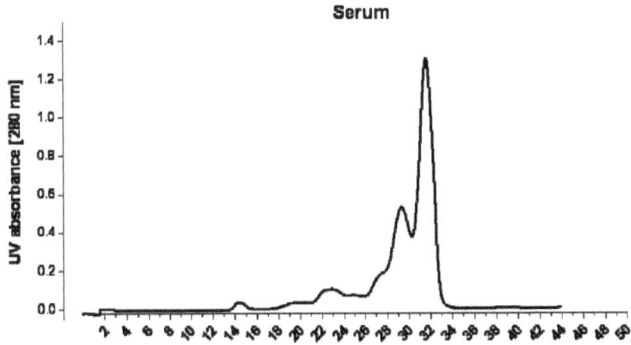

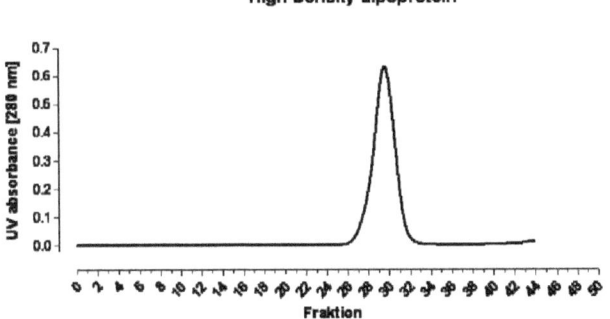

Abbildung 13: FPLC von Serum und HDL im Vergleich

Von den vielen, vom Gerät ausgegebenen Diagrammen werden beispielhaft zwei gezeigt, die als repräsentativ gelten können. Auf der Ordinate ist die UV-Absorbierung in nm angezeigt, die Abszisse zeigt die im Versuchsverlauf nach ihrem Molekulargewicht isolierten Fraktionen.

Ergebnisse

3.2 Dosisabhängige Dilatation von C57Bl6-Mausaorten durch HDL gesunder Probanden, Acetylcholin und SNP

HDL von gesunden Probanden löst an thorakalen Aortenstücken mit intaktem Endothel am Kleingefäßmyographen eine dosisabhängige endothelvermittelte Vasodilatation aus (Ziffer 1 bis 5). Gleiches kann von ACh berichtet werden (Ziffer 6), wobei die von ACh ausgelöste Relaxation etwas ausgeprägter ist.

In Abbildung 14 ist eine repräsentative Originalabbildung einer kumulativen DWK von HDL Gesunder, ACh sowie SNP am Kleingefäßmyographen an der thorakalen Aorta einer C57Bl6-Maus dargestellt. Die Versuchsreihe umfasste 23 Einzelversuche. Die Aortenstücke sind zuvor mit 10 µM PE vorkontrahiert worden. Die Applikation des HDL erfolgte in aufsteigenden Konzentrationen von 10 ng/ml (Ziffer 1), 100 ng/ml (Ziffer 2), 1 µg/ml (Ziffer 3), 10 µg/ml (Ziffer 4) und 100 µg/ml (Ziffer 5). Anschließend wurden ACh 1µM in die Kammer eingebracht, die endothelabhängige Vasorelaxation und damit die Funktionstüchtigkeit des Endothels konnte gezeigt werden. Schließlich wurde Natriumnitroprussid (SNP) in die Kammer eingebracht (Ziffer 7), um eine endothelunabhängige Vasorelaxation im Vergleich darzustellen.

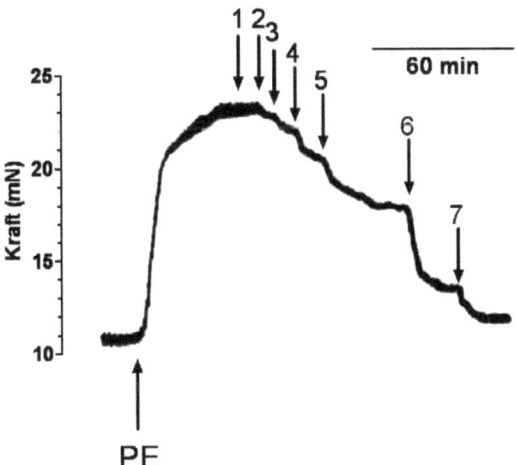

Abbildung 14: DWK von HDL (Gesunde) und ACh an vorkontrahierten Aortenringen von C57Bl6 - Mäusen am Kleingefäßmyographen

Das Diagramm zeigt beispielhaft das Ergebnis eines von 23 unabhängigen Versuchen an Aortenringen im Kleingefäßmyographen. Es kann wieder als repräsentativ gelten.

Nach einer PE (10 µM) induzierten Vorkontraktion der thorakalen Aorta bewirkt die Applikation von HDL gesunder Probanden eine konzentrationsabhängige Vasorelaxation. Die anschließende Applikation von ACh resultiert in einer erweiterten Dilatation der Gefäße, wie auch die Applikation des endothelunabhängig wirksamen SNP. Die gemessene Kraft in mN ist auf der Ordinate gegen die Zeit in Minuten auf der Abszisse aufgetragen.

3.3 Vasodilatation durch HDL niereninsuffizienter Patienten im Vergleich zur Relaxation durch Applikation von ACh und SNP

Das HDL niereninsuffizienter Patienten führt ebenfalls du einer Relaxation von Aorten, in den aufsteigenden Konzentrationen von 10 ng/ml (Ziffer 1), 100 ng/ml (Ziffer 2), 1 µg/ml (Ziffer 3), 10 µg/ml (Ziffer 4) und 100 µg/ml (Ziffer 5). Diese Kraftreduktion im Vasotonus ist weitaus geringer ausgeprägt, als die durch ACh ausgelöste Relaxation (Ziffer 6). Die endothelunabhängige Vasodilatation durch Gabe von SNP in die Kammer des Kleingefäßmyographen erfolgte am Ende jeder Versuchsreihe (Ziffer 7).

Abbildung 15 zeigt zunächst die Vorkontraktion durch PE (10 µM) an thorakalen Aorten von C57Bl6-Mäusen im Kleingefäßmyographen. Es folgt die Relaxation nach Applikation von HDL niereninsuffizienter Patienten (Ziffer 1 bis 5) und schließlich die deutliche Dilatation nach Applikation von ACh (Ziffer 6) und SNP (Ziffer 7).

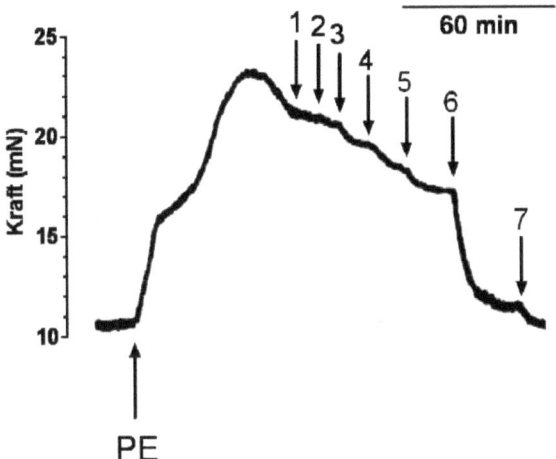

Abbildung 15: Durch HDL niereninsuffizienter Patienten ausgelöste Vasorelaxation
Dargestellt ist die Vasodilatation der thorakalen Aorta einer C57Bl6-Maus, ausgelöst durch HDL niereninsuffizienter Patienten. Diese Verringerung des Vasotonus ist jedoch weitaus geringer ausgeprägt als die durch ACh verursachte Relaxation. Wieder wird die elektronische Aufzeichnung der Kraft (in mN) auf der Ordinate in Abhängigkeit von der Zeit (in Minuten) auf der Abszisse als repräsentatives Beispiel der 23 unabhängigen Versuche an Aortenringen im Kleingefäßmyographen nach Applikation von HDL, ACh und SNP gezeigt.

3.4 Interindividuelle Unterschiede der Vasodilatation durch HDL kranker Probanden

Das HDL niereninsuffizienter Patienten zeigt interindividuell deutliche Unterschiede in seiner vasorelaxierenden Wirkung. Wie dies auch bei gesunden Probanden der Fall ist, wirkten innerhalb der untersuchten Gruppe die HDL mit einer großen Varianz.
Im Folgenden ist exemplarisch ein Beispiel für ein kaum relaxierendes HDL dargestellt. Ziffer 1 bis 5 geben die Applikation des HDL eines niereninsuffizienten Patienten in den aufsteigenden Konzentrationen von 10 ng/ml, 100 ng/ml, 1 µg/ml, 10 µg/ml und 100 µg/ml wieder. Dass dennoch eine Vasodilatation unter ACh (Ziffer 6) erfolgte, zeigt die Unversehrtheit des Gefäßes an. Die Applikation von SNP (Ziffer 7) stellt die endothelunabhängige Dilatation der thorakalen Aorta dar.

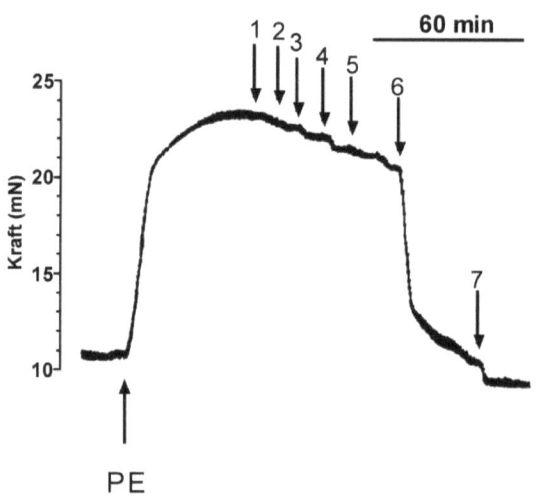

Abbildung 16: Interindividuelle Unterschiede im kranken HDL
Dargestellt ist die DWK der Vasodilatation der thorakalen Aorta einer C57Bl6-Maus. Nach Vorkontraktion mit PE (10 µM) wurde das HDL eines niereninsuffizienten Patienten in aufsteigender Konzentration appliziert. Im Anschluss erfolgte die Applikation von ACh, welches eine ausgeprägte Relaxation bewirkt. Schließlich zeigt SNP die endothelunabhängige Gefäßrelaxation an. Auf der Ordinate ist die Kraft in mN angegeben, die Abszisse gibt die Zeit in Minuten wieder.

Ergebnisse

3.5 Vasorelaxation durch HDL niereninsuffizienter Patienten im Vergleich zum HDL gesunder Probanden

Wie bereits gezeigt führt sowohl das HDL gesunder Probanden als auch das HDL niereninsuffizienter Patienten zu einer Vasorelaxation. Die zuvor dargestellte Kraftminderung konnte im Kleingefäßmyographen für beide HDL-Formen gezeigt werden. Die durch HDL Gesunder ausgelöste Dilatation der Mausaorta ist jedoch ausgeprägter als die durch HDL niereninsuffizienter Patienten verursachte Dilatation. So beträgt, wie Abbildung 17 zeigt, nach Applikation von jeweils 100 µg/ml HDL die mittlere Relaxation durch HDL Gesunder 38,14 % der Vorkontraktion, die Dilatation durch HDL niereninsuffizienter Patienten lediglich 28,12 % der Vorkontraktion.

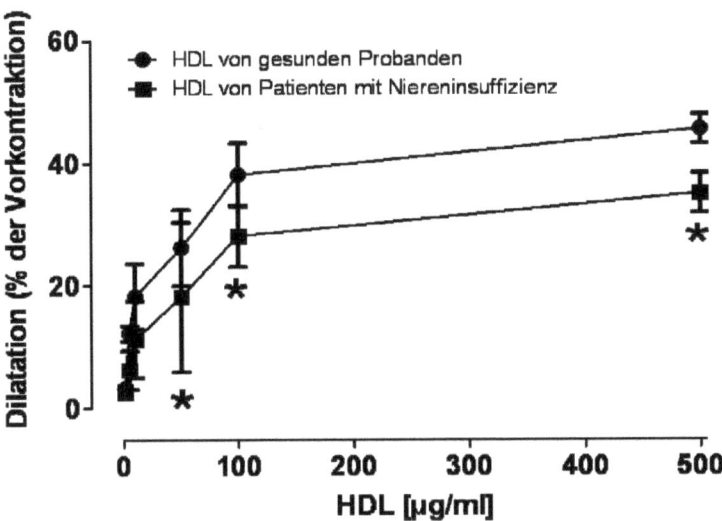

Abbildung 17: Vasorelaxation durch HDL Niereninsuffizienter im Vergleich zum HDL gesunder Probanden
Hier werden die Ergebnisse aller 23 Versuche der beiden Versuchsreihen an thorakalen Mausaorten im Kleingefäßmyographen einander gegenübergestellt. Die Gefäßrelaxation in Prozent der Vorkontraktion durch PE (10 µM) ist auf der Ordinate aufgetragen, während die Abszisse die Konzentrationen der applizierten HDL darstellt. Die kumulative Applikation von HDL bewirkt eine Vasorelaxation, wobei diese bei der Applikation des HDL gesunder Probanden ausgeprägter ist und zudem bereits bei niedrigeren Konzentrationen eintritt als bei Applikation von HDL niereninsuffizienter Patienten. Kreise und Quadrate stellen jeweils

den Median dar, zeigen die Standardabweichung. Statistisch signifikante Unterschiede (p < 0,05) sind mit einem * gekennzeichnet.

3.6 Vergleich der Vasorelaxation durch HDL gesunder Probanden verglichen mit HDL terminal niereninsuffizienter Patienten unter/ohne L-NAME

HDL gesunder Probanden bewirkt nach Vorkontraktion thorakaler Aortenstücke von C57Bl6-Mäusen am Kleingefäßmyographen eine Vasorelaxation. Diese endothelvermittelte Vasodilatation ist in Abbildung 18 ebenso dargestellt wie die ausbleibende Dilatation unter Einfluss von Nitro-L-Argininmethylester (L-NAME). Die Substanz L-NAME blockiert die eNOS, sodass keine endothelvermittelte Relaxation durch NO-Freisetzung stattfindet.

HDL niereninsuffizienter Patienten bewirkt nach Vorkontraktion der thorakalen Aortenstücke von C57Bl6-Mäusen im Kleingefäßmyographen eine signifikant geringere Relaxation als HDL Gesunder. Doch erfolgt auch diese Vasorelaxation über den Mechanismus der eNOS-Aktivierung, also endothelabhängig, und unterbleibt unter L-NAME-Applikation.

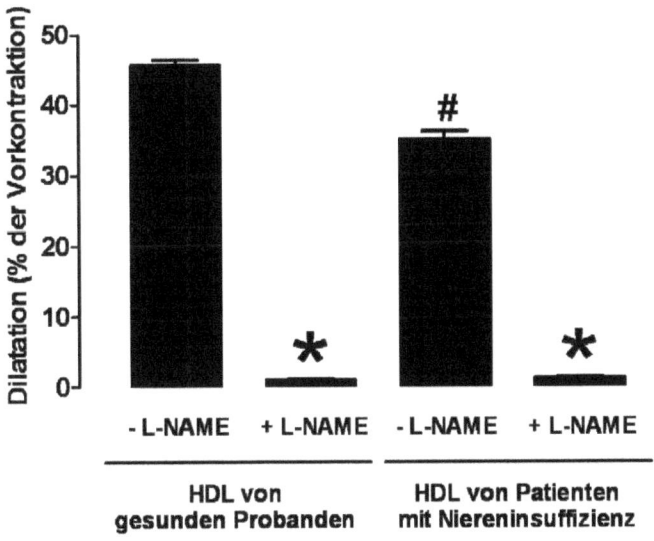

Abbildung 18: Vergleich der Kontraktionskraftreduktion durch HDL Gesunder versus Niereninsuffizienter nach PE-Vorkontraktion mit und ohne vorheriger Applikation von L-NAME

Dargestellt ist ein zusammenfassendes Blockdiagramm von 23 unabhängigen Versuchen an verschiedenen thorakalen Aortenringen am Kleingefäßmyographen. Nach einer PE (10 µM) induzierten Vorkontraktion der thorakalen Aorta bewirkt die Applikation von 500 µg/ml HDL eine Vasorelaxation (HDL_{gesund} = 45,56 %, HDL_{krank} = 35,12 %). Unter Blockade der endothelvermittelten Relaxation durch L-NAME unterbleibt diese Relaxation. Die Ordinate zeigt die Relaxation in % der PE-Vorkontraktion. $\top$ entspricht der jeweiligen Standardabweichung. Signifikante Unterschiede (p < 0,05) im Vergleich mit/ohne L-Name-Applikation sind mit einem * gekennzeichnet. Das # zeigt einen signifikanten Unterschied zwischen den beiden Proben ohne Zusatz von L-Name.

3.7 SDS-PAGE des HDL gesunder Probanden verglichen mit HDL niereninsuffizienter Patienten

Diese Form der Gelelektrophorese wird nach der Isolation der einzelnen Lipoproteinfraktionen angewandt. Sie stellt einerseits eine Qualitätskontrolle der sorgfältigen Isolierung dar, zum anderen zeigt sich an der Dichte der Banden, welche Komponente hochkonzentriert im HDL enthalten ist. Abbildung 19 zeigt eine solche SDS-PAGE mit dem Apo A-I als stärkste im HDL enthaltene Fraktion. Außerdem ist das Apo A-II deutlich als Bande auszumachen. Im HDL des niereninsuffizienten Patienten zeigen sich zwei weitere Banden mit höherer molekularer Masse (Pfeile oben). Mittig ist die Markersubstanz (BioRad broad range) zu sehen, welche eine Aussage über das molekulare Gewicht der einzelnen Banden erlaubt. Die oberste Bande liegt bei 97 kDa, die folgenden bei 66 kDa, 45 kDa, 31 kDa, 22 kDa und 14 kDa. Hieraus ergibt sich eine molekulare Masse des Apo A-I von etwa 28 kDa, während Apo A-II nur ca. 9 kDa schwer ist. Die zusätzlich schwach dargestellten Banden liegen bei etwa 36 kDa bzw. 56 kDa.

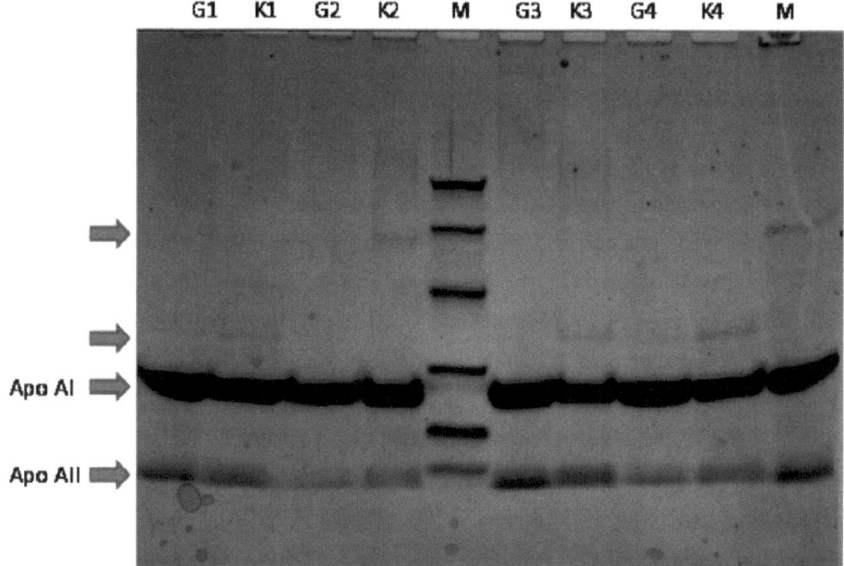

Abbildung 19: SDS-PAGE vom HDL gesunder Probanden (G 1-4) im Vergleich zum HDL niereninsuffizienter Patienten (K 1-4)

Dargestellt ist eine repräsentative Originalabbildung einer SDS-PAGE vom HDL gesunder Probanden sowie niereninsuffizienter Patienten. Nach Lösung der Proteine in Startpuffer, werden sie elektrophoretisch aufgetrennt. Die Geschwindigkeit der Proteine über dem Gel ist proportional zur Laufweite und invers proportional zum Logarithmus ihrer molekularen Masse.

Ergebnisse

3.8 Western Blot des HDL gesunder Probanden verglichen mit HDL niereninsuffizienter Patienten

Wie die bereits vorgestellten Ergebnisse zeigen, besitzen HDL von Patienten mit chronisch dialysepflichtiger Niereninsuffizienz eine im Vergleich zu Gesunden deutlich geringere vasodilatative Wirkung auf Mausaorten. Die SDS-PAGE zeigt durch die Expression zusätzlicher schwacher Banden in der Auftrennung des kranken HDL, dass diese Wirkung auf ein variierendes Apo A-I zurückzuführen ist. Im anschließenden Western Blot soll gezeigt werden, dass Apo A-I im kranken HDL ein Verteilungsmuster ähnlich dem künstlich oxidierten HDL aufweist. Eine Oxidation für die veränderten Eigenschaften des Apo A-I in Verantwortung zu ziehen liegt damit nahe.

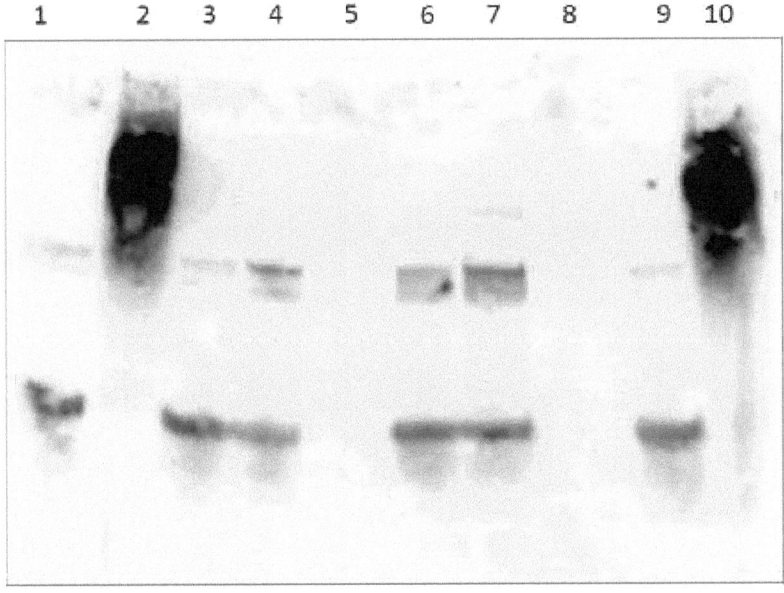

Abbildung 20: Western Blot vom HDL gesunder Probanden (1,3,9) im Vergleich zum HDL niereninsuffizienter Patienten (4,6,7) und künstlich oxidiertem HDL (2,10)
Dargestellt ist ein Western Blot mit Antikörper-markierten Apo A-I-Proteinen. Die HDL gesunder Probanden zeigen lediglich eine kräftige Bande (im unteren Drittel zu sehen), während das HDL chronisch dialysepflichtiger Patienten eine weitere deutliche Bande auf Höhe des mit Kupfersulfat künstlich oxidierten HDL aufweist. Mit Ziffer 5 ist der Marker angegeben

4. Diskussion

Die untersuchten Eigenschaften einzelner HDL-Moleküle zeigen deutlich, dass das HDL niereninsuffizienter Patienten eine im Vergleich zum Gesunden deutlich eingeschränkte vasodilatative Wirkung aufweist. Auch innerhalb der Versuchsreihe der kranken HDL konnten hinsichtlich ihrer vasoaktiven Funktion signifikante Unterschiede festgestellt werden.

4.1 Das HDL des Gesunden

Die Applikation von reinem HDL wurde gesichert, indem vor der Versuchsdurchführung eine Qualitätskontrolle erfolgte. Die mittels FPLC aufgetrennten Flüssigkeiten zeigten dabei vor Aufbereitung der Proben die unterschiedlichen Banden der Lipoproteinanteile, während sie nach Aufbereitung lediglich die Bande des reinen HDL aufwiesen. Eine weitere, nach Blutentnahme und Isolation stattfindende Oxidation wurde durch die gekühlte, abgedunkelte Lagerung unterbunden. Damit wurde sichergestellt, dass der Oxidationszustand der Proben zu Beginn der Experimente dem ursprünglichen in vivo Zustand entsprach, sie also die Eigenschaften der im Blut zirkulierenden HDL besaßen.

Die Applikation des HDL erfolgte in aufsteigender Dosierung. Die vasodilatative Wirkung erwies sich hierbei als dosisabhängig. Bei einer Konzentration von 10 µg/ml in der Kammer des Kleingefäßmyographen zeigte sich kaum vasodilatative Wirkung, während schon bei einer Konzentration von 1 µg/ml der Kontraktionsnachlass 18,24 % der Vorkontraktion betrug. Im Bereich hoher Konzentrationen erreichte die Relaxationszunahme eine obere Grenze, im Sinne einer sigmoidalen DWK.

Durch diese Ergebnisse lässt sich der durch Reichl et. al. beschriebene inverse Zusammenhang der HDL-Plasmakonzentration mit dem Auftreten atherosklerotischer Plaques erklären [69], da engere Gefäßlumina, wie sie bei einem niedrigen HDL-Plasmaspiegel auftreten, zu einem hohen Blutdruck führen, welcher das Auftreten atherosklerotischer Veränderungen begünstigt. Sehr hohe Plasmakonzentrationen von HDL, wie sie im Kleingefäßmyographen erreicht werden können, sind in vivo nicht denkbar. Damit wird der obere Teil der sigmoidalen Kurve, in welchem große Konzentrationsunterschiede zu keiner weiteren Vasodilatation führen, in vivo nicht erreicht. Im Gesunden ist damit eine möglichst hohe HDL-Konzentration anzustreben.

Die Endothelabhängigkeit der durch HDL bedingten Vasodilatation konnte gezeigt werden, indem L-NAME auf die Mausaorten appliziert wurde. Unter Einwirkung dieses NO-Synthase-Inhibitors blieb die Vasorelaxation durch Unterbindung der eNOS-abhängigen NO-Produktion aus. Eine Gefäßerweiterung erfolgte nicht. SNP hatte in diesem Versuchsaufbau dennoch einen Effekt auf die Weite des Lumens, da es endothelunabhängig, d. h. direkt, unter Umgehung der eNOS, eine Vasodilatation bewirkt.

Somit beruht die Wirkung des HDL auf einer endothelabhängigen Freisetzung von NO. Diese Wirkung ist interindividuell deutlich unterschiedlich, was auf eine variierende molekulare Zusammensetzung des heterogenen HDL hinweist.

Um den Zusammenhang von HDL-Struktur und der Wirkung auf die Gefäßweite aufzuklären, wurde, wie einleitend beschrieben, gezeigt, dass das Apo A-I, als stärkste Fraktion des HDL, einen erheblichen Anteil an der Wirkung des Gesamtmoleküls auf den Organismus besitzt. Ein Mangel an Apo A-I ist Ursache der Tangier-Krankheit. Meist beträgt die Konzentration der Apolipoproteine im HDL bei Erkrankten lediglich 5 % des Normalwerts, bei gleichzeitiger Hypertriglyceridämie [70, 71]. Die Vermittlung einer vasodilatierenden Reaktion bleibt aus, Folgeerscheinungen sind Ablagerungen von Cholesterinestern in Gewebsmakrophagen. Eine Atherosklerose bereits in jungen Jahren mit einhergehender KHK ist letztlich für eine reduzierte Lebenserwartung dieser Patienten verantwortlich [71]. Dies zeigt die Schlüsselrolle, welche Apo A-I in der Pathogenese der Atherosklerose besitzt. Eine Reduktion seines Anteils im HDL führt vermutlich schon in geringerer Ausprägung, als dies bei der Tangier-Krankheit der Fall ist, zu einer Einschränkung der Endothelfunktion.

Auch das S1P, als Bestandteil des HDL, ist von essentieller Bedeutung für die gefäßrelaxierende Eigenschaft des Partikels. Die alleinige Applikation von S1P im Kleingefäßmyographen zeigte ähnlich gute Effekte wie die Inkubation mit HDL. Somit scheint S1P hauptverantwortlich für die schützende Wirkung des Lipoproteins auf Gefäße zu sein. Damit ist auch die, im Vergleich zu HDL_3, geringere gefäßerweiternde Wirkung des HDL_2 zu erklären, denn sein Gehalt an S1P ist signifikant niedriger. LDL, mit nochmals reduziertem S1P-Gehalt, zeigt im Kleingefäßmyographen wie erwartet eine weitere Abnahme der Vasorelaxation. Die

Diskussion 69

direkte Endothelwirkung des HDL ist also S1P-vermittelt, wobei für die Mediation dieser Reaktion Apo A-I verantwortlich ist.

4.2 Das HDL des niereninsuffizienten Patienten

Zu einer Funktionseinschränkung kommt es bei der Applikation von HDL, welches aus dem Blut terminal niereninsuffizienter Patienten isoliert wurde. Als Kriterium der terminalen Niereninsuffizienz wurde das Stadium 5 nach MDRD (Modification of Diet in Renal Disease) gewählt. Die MDRD-Formel wurde anhand der Daten von 1628 Patienten mit Nierenerkrankungen entwickelt, die an der Studie Modification of Diet in Renal Disease (1994) teilnahmen, und wird von den Europäischen Guidelines zur Bestimmung der GFR (glomeruläre Filtrationsrate) bei Patienten mit Niereninsuffizienz empfohlen. Die Stadieneinteilung erfolgt nach der ermittelten GFR, wobei Stadium 1 einer GFR von > 90 ml/min/1,73 m^2, also einer normalen Nierenfunktion entspricht. Bei einer GFR von < 15 ml/min/1,73 m^2 ist ein Nierenversagen erreicht; dies entspricht dem Stadium 5.

Um den Vergleich mit HDL gesunder Probanden führen zu können, wurden auch diese gewonnenen Proben an thorakalen Mausaorten der gleichen Art im Kleingefäßmyographen untersucht.

Im Vergleich zum Gesunden zeigten sich signifikante Unterschiede in der vasodilatativen Wirkung. Während das HDL gesunder Probanden bereits in einer Konzentration von 100 ng/ml zu einer Dilatation von 12,25 % der Vorkontraktion führt, kommt es bei Applikation der gleichen Konzentration HDL von niereninsuffizienten Patienten im Mittel lediglich zu einer Dilatation von 6,25 %. Dennoch findet sich auch hier eine Dosis-Wirkungs-Beziehung, welche parallel zu der des gesunden HDL verläuft.

Vergleicht man isolierte HDL unterschiedlicher Patienten, so ist deutlich, dass die vasorelaxierende Wirkung der Lipoproteine interindividuell sehr unterschiedlich ist. Dies zeigt, dass selbst innerhalb des einbezogenen engen Patientenkollektivs Unterschiede in der Funktion des HDL zu beobachten sind.

Das kranke HDL agiert also dysfunktionell. Es bleibt zu diskutieren, warum dies der Fall ist. Zum einen könnte dieser Fund durch eine zum Gesunden differierende Zusammenstellung der HDL-Subklassen bedingt sein. Auch die

Einzelzusammensetzung der HDL-Moleküle, zum Beispiel der Anteil des enthaltenen S1P oder der enthaltenen Apolipoproteine, scheint eine Rolle zu spielen.

4.3 Ursachenforschung

Bestimmte systemische Einflüsse, etwa Infektsituationen, bewirken eine veränderte Wirkung des HDL-Moleküls [72]. Durch die Akute-Phase-Reaktion kommt es zu einer Modulation der HDL-Komposition. Dabei gehen antiinflammatorisch wirkende Strukturproteine wie das Apo A-I, Apo A-II, LCAT und CETP verloren, andere proinflammatorische Faktoren wie die sekretorische Phospholipase 2 (sPLA2) und das Serumamyloid werden in das Molekül integriert. Dies ist zum einen durch eine verminderte Syntheseleistung der Leber von Apo A-I unter inflammatorischen Bedingungen, zum anderen durch eine Verdrängung der ursprünglichen Faktoren durch Akute-Phase-Proteine (etwa dem mit Lipoproteinen assoziierten Serumamyloid A) bedingt [73]. Serumamyloid A (SAA) wird zudem unter Infektionsbedingungen vermehrt von der Leber produziert, sodass eine Verdrängung des Apo A-I durch SAA allein durch kompetitive Bindung zu erklären wäre. Eine solche Veränderung der Entstehungsbedingungen des HDL, also ein vermehrt entzündlicher Hintergrund, könnte auch bei Niereninsuffizienten im Spiel sein.

Das veränderte HDL zeichnet sich durch Eigenschaften aus, welche das ursprüngliche Molekül nicht zeigte. So bewirkt der hohe SAA-Anteil eine verstärkte Bindung von HDL an Proteoglykane der Gefäßwand. Dieser Mechanismus vermag den RCT signifikant einzuschränken.

Auch strukturelle, also qualitative Veränderungen des vorhandenen Apo A-I können bewirken, dass der bekannte Cholesterolefflux nur noch eingeschränkt funktioniert. Hier spielen insbesondere oxidative Veränderungen eine Rolle. Oxidiertes HDL (oxHDL) wurde in der Intima atheromatöser Plaques menschlicher Aorten detektiert [74]. Western Blot Analysen wiesen zudem auf einen höheren Anteil an Oxidationsprodukten im isolierten HDL der terminal niereninsuffizienten Patienten hin [75]. Erste Hinweise also darauf, dass die Oxidation des Lipoproteins entscheidenden Anteil an seiner Dysfunktion hat.

Nachgewiesen wurde, dass das oxHDL eine reduzierte Bindung bzw. Aktivität an HDL-Rezeptoren aufweist [76]. Der Oxidationsprozess zieht eine Vernetzung von Apolipoproteinen, insbesondere von Apo A-I, nach sich und bewirkt in Folge dessen eine verminderte Ligandenaktivität. Zudem scheint oxHDL, wie auch oxLDL [77], an Entzündungsreaktionen von Makrophagen teilzuhaben, indem es beispielsweise die TNF-α Sekretion inhibiert.

Eine Oxidation von Aminosäuren des Apo A-I-Moleküls durch die Myeloperoxidase bedingt eine Umgestaltung des Proteins, welche eine erschwerte Bindung an sowohl den ABCA-1 als auch den SRB1-Rezeptor zu Folge hat [78]. Diese Veränderung der Apo A-I Struktur hat Auswirkungen auf die Cholesterol-Transportkapazität des HDL, z. B. aus Schaumzellen [79]. Eine Bindung an ABCA-1 exprimierende und SRB1-rezeptortragende Zellen findet nur eingeschränkt statt, sodass der Cholesterolefflux aus diesen Zellen auf das HDL vermindert ist.

Eine solche strukturelle Veränderung des Apo A-I konnte in der SDS-PAGE und dem nachfolgenden Western-Blot gezeigt werden. Die SDS-PAGE zeigt bei Proben des HDL niereninsuffizienter Patienten eine weitere Bande. Diese Konglomerate des Apo A-I-Proteins sind durch Vernetzungen zwischen Apolipoproteinen bedingt. Damit entstehen größere Moleküle mit höherem Molekulargewicht, dargestellt als zusätzliche Bande in der SDS-PAGE. Die Identifizierung als Apo A-I erfolgte im Anschluss an die SDS-PAGE durch Antikörper-Markierung im Western-Blot.

Der Zusammenhang zwischen strukturell verändertem Apo A-I als Ursache einer Dysfunktionalität des HDL kann auch bei Patienten beobachtet werden, bei denen durch natürliche Mutation differierende Formen des Apo A-I auftreten, etwa das Apo A-I Oslo, welches eine R160L Substitution zeigt. Träger dieser Apo A-I Variante haben ein signifikant vermindertes HDL-Cholesterol, bedingt durch den erwähnten erschwerten Cholesterolefflux [80].

Derartige Veränderungen des Apo A-I können aber auch den gegenteiligen Effekt einer verbesserten HDL-Funktion haben. Das Apo A-I Milano etwa, welches eine Arg173Cys Substitution aufweist, bewirkt einen signifikant verbesserten Cholesterolefflux, indem seine Halbwertszeit erheblich verlängert ist [81]. Eine Studie, in der eine Gruppe von Patienten mit akutem Koronarsyndrom wöchentliche Infusionen mit einem rekombinanten Apo A-I-Milano Phospholipidkomplex erhielten, zeigte eine signifikante Rückbildung der Plaquegröße [37]. Es handelt sich hier jedoch um eine vergleichsweise kleine Studie mit wenigen Patienten, die geringe statistische Aussagekraft hat. Doppelblind randomisierte Studien mit größeren Patientenzahlen stehen noch aus, um die Beurteilung einer Behandlung mit Apo A-I Milano zu ermöglichen.

Apo A-I enthaltende HDL-Partikel vermögen, im Gegensatz zu solchen, welche höhere Anteile an Apo A-II besitzen, die Kupfer-induzierte Oxidation von LDL-Partikeln zu unterbinden. Ist Apo A-I jedoch strukturell verändert, wie dies bei Niereninsuffizienten wie beschrieben der Fall ist, so liegt die Vermutung nahe, dass auch dieser Effekt erlischt [82]. Das vermehrte Entstehen von oxLDL wäre die Folge, dessen gefäßschädigende Wirkung hinreichend bekannt ist.

Auch die durch oxLDL induzierte Bindung der Monozyten-ähnlichen Zelllinie U937 an Endothelzellen kann von oxHDL, im Gegensatz zum HDL des Gesunden, nicht unterbunden werden [83]. Es erlaubt damit indirekt die Genese der Atherosklerose durch oxLDL.

Die Phospholipide des HDL können durch oxidativen Einfluss ebenfalls verändert und damit in ihrer Funktion gestört werden. Eine Oxidation von Phosphatidylcholin (PC) zu Lyso-PC etwa ist entscheidend für die Entstehung von oxidiertem LDL. Das Auftreten von Lyso-PC hat ähnliche biologische Effekte wie der Anfall von oxLDL. Daher kann die quantitative Bestimmung des Lyso-PC-Anteils durch massenspektrometrische Detektion als Marker für die funktionellen Eigenschaften des HDL eingesetzt werden. Diese Methode ist jedoch schwierig und kostenintensiv, sodass die Massenspektrometrie im klinischen Alltag zunächst nicht für die analytische Beurteilung des Atherosklerose-Risikos herangezogen werden kann.

Weitere mögliche Veränderungen des HDL-Moleküls können die Eigenschaften des Patienten-HDL erklären. Modifikationen finden beispielsweise auch auf Ebene der HDL-assoziierten antioxidativen Enzyme statt. Die PON-1 schützt Lipoproteine vor Oxidationsprozessen [84], das Enzym scheint eine Peroxidase-Aktivität zu besitzen, welche ebenfalls zu dem atheroprotektiven Effekt des HDL beiträgt [85]. Es hydrolysiert Organophosphate, vermag also oxLDL zu eliminieren, indem es seine Lipid-Peroxide hydrolysiert [86]. Im HDL ist sie eng mit dem Apo A-I assoziiert und wird ähnlich wie das Apo A-I durch SAA aus seiner Position im HDL verdrängt [87]. Andererseits kann die PON-1 durch oxidative Veränderungen jedoch auch ihre Aktivität verlieren [88, 89]. In niereninsuffizienten Patienten können Urämietoxine zu einer Einschränkung von Enzymsystemen wie der PON-1, der PAF-AH und der LCAT führen [90]. Durch eine erhöhte Konzentration der Phenylessigsäure im Plasma bei dialysepflichtigen Patienten könnte die PON-1 durch Substratinhibition in ihrer antioxidativen Kapazität eingeschränkt werden. Eine reduzierte PON-Aktivität

gilt über vermehrt auftretenden oxidativen Stress im Serum wie auch in Makrophagen als Risikofaktor für die Entstehung einer Atherosklerose [84, 91].
Weitere strukturelle Veränderungen des dichten Lipoproteins können Ursache einer Fehlfunktion sein. Nicht allein eine Oxidation sollte als Ausgang der dysfunktionellen Eigenschaften gesehen werden. So konnte gezeigt werden, dass HDL-Apolipoproteine bei Diabetikern (Typ I) im Sinne einer Glykolysierung verändert sind. Dies bewirkt in der Zellkultur eine geringere Rezeptoraffinität des HDL, vermutlich also letztlich auch hier einen verminderten Cholesterolefflux mit entsprechenden Folgeerscheinungen [92]. Hierdurch lässt sich das vermehrte Auftreten von Atherosklerose bei Typ I-Diabetikern, trotz normaler oder gar hoher HDL-Serum-Spiegel erklären.
Andere Untersuchungen zeigen, dass glykolysiertes HDL in vitro in Bezug auf seine Fähigkeit Cholesterolefflux zu induzieren dem HDL nicht unterlegen ist, wohl aber wenn das glykolysierte HDL zudem oxidiert ist. In diesem Fall hat es diesbezüglich ähnliche Eigenschaften wie nicht glykolysiertes oxidiertes HDL. Es bleibt also zu untersuchen, ob die Atheroseanfälligkeit von Patienten mit Diabetes auf die Gykolysierung oder vielmehr auf die zusätzliche Oxidation des Lipoproteins HDL zurückzuführen ist [93].
Das Auftreten von Endprodukten einer Glykolysierung, wie sie bei dauerhaft hohen Blutzuckerwerten stattfindet, hat weitere Folgen. Das NO wird direkt durch glykolysierte Endprodukte abgebaut und kann seine vasodilatative Wirkung nicht entfalten [94]. Zudem werden auch andere Lipoproteine glykolysiert. Ein so verändertes LDL wird langsamer aus dem Serum eliminiert als das LDL eines gesunden Menschen, wobei die längere Verweildauer atherogen wirkt. So spielt die veränderte Stoffwechsellage nicht nur in Patienten mit terminaler Niereninsuffizienz eine große Rolle, sondern auch bei Patienten mit einem Typ I-Diabetes. Dabei ist jedoch zu beachten, dass es breite Überschneidungen zwischen diesen Patientengruppen gibt, da ein Großteil der Nierenfunktionseinschränkungen durch die Diabetes-Erkrankung bedingt ist. Eine strikte Trennung ist daher weder möglich noch sinnvoll. Jedoch bleibt abzuklären, ob es bei Patienten mit einem Typ I-Diabetes ohne Niereninsuffizienz zu einer ebenfalls signifikant eingeschränkten Vasodilatation durch isoliertes HDL im Kleingefäßmyographen kommt, um den Anteil der Glykolysierungsprozesse an diesem Phänomen zu erforschen.

Durch die Summation der oben genannten HDL-Modifikationen im Sinne von quantitativen sowie qualitativen Veränderungen der Bestandteile durch Oxidations- und Glykolysierungsprozesse erhält das Molekül neue Eigenschaften, welche seine ursprünglich protektive Funktion aufheben, diese sogar in eine proinflammatorische Wirkung alternieren können. So bewirken der Mangel an Apo A-I wie auch seine Modifikation und das strukturell veränderte PC eine verminderte Bindung von HDL an assoziierte Rezeptoren bzw. eine geringere Bindungsaffinität und somit eine Minderung des Cholesteroleffluxes. Durch die geringere Kommunikation des HDL mit seinen Rezeptorzellen unterbleibt auch die Aktivierung der eNOS durch S1P, welche für die gefäßschützende Wirkung des HDL essentiell ist [58, 95].

Die HDL-assoziierten Enzymsysteme wie die LCAT, PON-1, PAF-AH werden im niereninsuffizienten Patienten in ihrer Funktion eingeschränkt, damit ist der Schutz vor weiterer Oxidation der Lipoproteine behindert. Es folgen abermals strukturelle Veränderungen der Lipoproteine, mit letztlich, wie in noch unveröffentlichten Ergebnissen der Arbeitsgruppe gezeigt werden konnte, sogar proinflammatorischen und zytotoxischen Eigenschaften des HDL.

Die vermehrt anfallenden Cholesterolester müssen in Makrophagen aufgenommen werden bzw. dort verbleiben. Es kommt zu einer Umverteilung mit Ansammlung von Cholesterolestern in Makrophagen und einer reduzierten Aufnahme von Cholesterol in der Leber. Die Signifikanz der kumulierenden Schaumzellen mit konsekutivem Umbau der Arterien ist bekannt. Bei gleichzeitig vermehrter Vasokonstriktion durch ausbleibende NO-Produktion mit veränderten Strömungseigenschaften des Blutes kommt es zur Entstehung atherosklerotischer Plaques.

4.4 Ausblick

Die beschriebenen Ergebnisse zeigen, dass eine strukturelle Veränderung des HDL in niereninsuffizienten Patienten Teil der Ursache einer gesteigerten Inzidenz der Atherosklerose und ihrer Folgeerscheinungen in diesem Kollektiv ist [75]. Das kranke HDL besitzt eine dem HDL von Gesunden nicht vergleichbare Funktion. Es wirkt deutlich weniger vasodilatativ und kann unter Umständen, ähnlich wie oxLDL [96], sogar proinflammatorisch und zytotoxisch wirken, eine Aussage, welche durch noch unveröffentliche Daten der Arbeitsgruppe gestützt werden kann.

Eine medikamentöse Steigerung der HDL-Plasmakonzentration in Niereninsuffizienten erscheint damit nicht mehr sinnvoll. Im Gegenteil, in konsequenter Annahme, dass die Moleküle proinflammatorisch wirken, wäre eine solche Steigerung sogar gefäßschädigend. Untermauert wird diese Aussage durch Kilpatrick et al., die eine Hypercholesterinämie bei Patienten mit Nierenversagen gar als schützend interpretieren, während ein höherer HDL-Anteil im Serum paradoxerweise kein besseres Outcome erbrachte [10]. Dies steht ganz im Gegensatz zu den Effekten der Lipoproteine im Gesunden und erklärt, warum die Einnahme von CSE-Hemmern bei dialysepflichtigen Typ II-Diabetikern nicht mit einer verbesserten Mortalität und Morbidität einhergeht.

Ebenfalls Bestätigung findet diese These in der 4D-Studie („Die Deutsche Diabetes Dialyse Studie"), welche in der Behandlungsgruppe, in Bezug auf die KHK-Todesfälle und die Gesamtsterblichkeit, keinen Vorteil unter der Behandlung mit täglich 20 mg Atorvastatin zeigen konnte. Vielmehr musste eine statistisch signifikante Erhöhung der Zahl an tödlichen Schlaganfällen in dieser Gruppe verzeichnet werden [35].

Damit erscheint eine Therapie der Hyperlipoproteinämie mit CSE-Hemmern bei diesem Patientenkollektiv nicht sinnvoll. Nebenwirkungen der Therapie wie Müdigkeit, Verstopfung, Kopfschmerz, Muskelkrämpfe, Erhöhung der Leberwerte, Übelkeit, Blutbildveränderungen und die seltene medikamenteninduzierte Myopathie sowie eine mögliche Interaktion mit anderen Medikamenten könnten vermieden werden.

Es müsste in der Therapie der Hyperlipoproteinämie in diesem Patientenkollektiv vielmehr darum gehen, die beschriebene Modulation des HDL zu verhindern bzw. reversibel zu beeinflussen, als es quantitativ zu steigern. Es sind diese beiden Ziele der Therapieentwicklung, welche zukünftig im Fokus der pharmakologischen Erforschungen der Lipoproteine stehen sollten.

Ganz in diesem Sinne ist es, der Oxidation des HDL vorzubeugen. Die präventive Gabe von Oxidationshemmern ist daher sinnvoll. Als solche fungieren Vitamin E wie auch Flavinoide, welche beispielsweise in Rotwein oder Lakritz enthalten sind. Vor allem sind aber auch Sulfhydrylgruppen-Donatoren wie Acetylcystein wichtige Antioxidantien. In einem Kollektiv von 134 Patienten mit terminaler Niereninsuffizienz wurden die kardiovaskulären Endpunkte (Myokardinfarkte, kardiovaskulärer Tod, Erfordernis für Koronarangioplastie oder Koronarbypass-Operation, periphere arterielle Verschlusskrankheit mit Amputation) durch die Gabe von Acetylcystein signifikant reduziert [97, 98].

Dennoch sind diese Maßnahmen nicht weitgreifend genug. Die Modifikation der HDL-assoziierten Enzymsysteme stellt ebenfalls einen Teil weiterer pharmakologischer Forschung dar. Über eine Aktivitätssteigerung der PON-1 etwa ließen sich Oxidationsprozesse vermeiden.

Erstrebenswert wäre es, eine Funktion des HDL zu erreichen, welche der von Gesunden äquivalent ist. Hierfür ist die weitere Entschlüsselung der HDL-Struktur, sowohl quantitativ als auch qualitativ, von Niereninsuffizienten essentiell. So ließen sich die Ursachen der HDL-Modulation in niereninsuffizienten Patienten genauer herausarbeiten. Der exakte Anteil oxidierten HDL, sowie dessen Zusammensetzung, ist von fundamentaler Bedeutung für die weitere Forschung, zumal eine Auswertung der Bestandteile des im Blut zirkulierenden HDL eines Patienten eine individuelle Risikobeurteilung eher zuließe. Auch könnte das Ausmaß der Dysfunktionalität des HDL Rückschlüsse auf die Effizienz der Dialyse zulassen und im Einzelfall ermöglichen die Behandlung zu optimieren.

In diesem Zusammenhang wäre mindestens langfristig eine Modifikation der zeitaufwendigen Isolationstechniken des Lipoproteins sowie die Erarbeitung quantitativer und qualitativer laborchemischer Analysemethoden dringend erforderlich.

In einem zweiten Schritt könnte es darum gehen, den Aufbau des HDL-Moleküls pharmakologisch zu beeinflussen. Eine Modifikation des Apo A-I ist denkbar, da seine Oxidation entscheidend zu einem dysfunktionellen HDL beiträgt. Die Therapie eines Patientenkollektivs mit einer Variante des Apo A-I konnte hier, wie bereits einleitend beschrieben, bereits erste Erfolge verzeichnen. Durch eine Steigerung der Apo A-I- und Apo A-II-Anteile könnte, wie auch durch die quantitative Elevation der CETP, PLTP, PON und LCAT, ebenfalls eine bessere Funktion erreicht werden.

Auch der S1P-Anteil wäre ein pharmakologischer Angriffspunkt. Könnte dieser erhöht werden, ergäbe sich eine verstärkte Wirkung des vorhandenen HDL, und es käme zu einer Hochregulation der S1P-Rezeptoren mit entsprechendem vasoprotektiven Effekt. Dies könnte dem vermehrten Anfall von Oxidationsprodukten durch die erhöhte NO-Produktion entgegenwirken. Im Thrombozyten kann die Produktion von S1P durch Stimulation mit Thrombin, Kollagen und ADP gesteigert werden. Aufzuklären bleibt, inwieweit diese Modifikation auf in-vivo-Modelle übertragbar ist, bzw. auf welche Art und Weise der vermehrte Einbau in das HDL-Molekül stattfinden kann.

Die vermehrte Expression der eNOS ist, aufgrund der hiermit zusammenhängenden atheroprotektiven Effekte, letztlich als erwünschter Effekt zu sehen, auch weil NO, neben seiner Wirkung auf Blutgefäße, weitere protektive Eigenschaften besitzt. Die Vermittlung des Mitose steigernden Effekts des Wachstumsfaktors VEGF ist gerade bei Patienten mit Niereninsuffizienz und Nierentransplantation wünschenswert, um auch auf diese Weise einer Transplantatabstoßung entgegen zu wirken.

Allerdings sollte das Auftreten von NO nicht übermäßig gesteigert werden, da seine Auswirkungen dosisabhängig entgegengesetzt sein können. Wie bei der Induktion der iNOS führen hohe NO-Konzentrationen zu einer Induktion der Zellapoptose und damit nicht zu dem gewünschten antiapoptotischen Effekt: Ein schmaler Grad trennt hier erwünschte und unerwünschte Wirkung.

Da sich aus Ursprung und Lage der Gefäße, wie bereits beschrieben, Unterschiede in ihrer Reaktion auf bestimmte Substanzen ergeben können, erlauben die beschriebenen Versuche lediglich Aussagen über die hier verwandten thorakalen Aorten der Maus, nicht aber über andere Gefäßlokalisationen oder gar über weitere Spezies. Es wird somit erforderlich sein, die erhobenen Daten auch im Hinblick auf eine andere Lage der Widerstandsgefäße bzw. auf weitere Tierarten zu untersuchen.

Es ist weiterhin, auch aufgrund der Ergebnisse dieser Dissertation, anzunehmen, dass eine alleinige Senkung der LDL-Plasmakonzentration sowie die relative Erhöhung der HDL-Plasmakonzentration keinen Benefit bezüglich des kardiovaskulären Risikos des niereninsuffizienten Patienten darstellt.

5. Zusammenfassung

Die Reduzierung eines erhöhten LDL-Plasmaspiegels sowie die Elimination der oxidierten Anteile des LDL sind ein wichtiger Therapiebeitrag zur Risiko-Minimierung einer Herz-Kreislauf-Erkrankung. Zahlreiche Studien zeigen jedoch, dass nicht allein die medikamentöse Beeinflussung des LDL-Spiegels eine Rolle in der Prävention dieser Krankheitsentitäten spielt. Auch der Plasmaspiegel des HDL ist von großer Bedeutung. So korreliert ein hoher HDL-Plasmaspiegel invers mit der Atherosklerose-Entstehung. Eine medikamentöse Steigerung der Plasma-HDL-Konzentration erscheint in diesem Sinne wünschenswert.

Um einen Ansatzpunkt einer pharmakologischen Stimulation der antiatherogenen Eigenschaften des HDL zu finden, war es zunächst wichtig, den Mechanismus der gefäßprotektiven Eigenschaft des Lipoproteins zu entschlüsseln. Vor allem der Lysophospholipid-Anteil des HDL ist für die Aktivierung der endothelialen NO-Synthase verantwortlich [2]. Der Lipidanteil des HDL bindet an den $S1P_3$-Rezeptor, einen G-Protein-gekoppelten Rezeptor der S1P-Familie. In der Folge kommt es zur Phosphorylierung der AKT-Kinase, welche daraufhin ihrerseits die eNOS aktiviert. NO wirkt nun vasodilatierend und damit protektiv auf das entsprechende Gefäß. Zudem blockiert es die Monozytenchemotaxis und –adhäsion, die Oxidation des LDL sowie die Apoptose der Endothelzellen.

Das HDL ist jedoch ein heterogenes Molekül, welches sich in seiner Zusammensetzung interindividuell unterscheiden kann. Dies konnte in früheren Arbeiten bereits für das HDL Gesunder gezeigt werden.

In dieser Dissertation sollte die im Vergleich zu Gesunden variierende Wirkung des HDL von niereninsuffizienten Patienten aufgezeigt werden. So kommt es bei Patienten, deren Nierenfunktion auf ein Kreatinin von < 15 ml/min/1,73m^2 reduziert ist, zu Oxidationsprozessen des HDL mit entsprechenden strukturellen Auswirkungen. Es resultiert eine im Vergleich zu Gesunden bis zu 50 % (bei Applikation von 1 µg/ml HDL) verminderte Vasodilatation bei Applikation des HDL auf Aortenringe im Kleingefäßmyographen, mit entsprechend veränderten Strömungseigenschaften im Gefäßlumen als Folge.

Eine interindividuell variierende Zusammensetzung trifft, wie im Rahmen dieser Arbeit dargestellt, für HDL terminal niereninsuffizienter Patienten ebenso wie für das HDL Gesunder zu.

Hierfür können verschiedene Mechanismen verantwortlich gemacht werden. Zum einen bewirkt ein reduzierter Anteil an S1P, wie er auch bei Gesunden vorkommt, eine Minderung der NO-Produktion. Auch der Anteil an Apo A-I ist im „kranken" HDL reduziert bzw. liegt als Konglomerat vor. Diese morphologische Veränderung des Apo A-I durch Oxidation konnte hier mittels SDS-PAGE und Western Blot Analyse gezeigt werden. Sie bewirkt eine gestörte Rezeptorkommunikation, es kommt zu einer verminderten Interaktion des HDL mit der Endothelzelle. Zum anderen führen Oxidationsprozesse zu Veränderungen von HDL-assoziierten Enzymsystemen wie etwa der PON-1 oder PAF-AH.

Alle beschriebenen Veränderungen sind zu einem Großteil auf eine vermehrte Oxidation des HDL zurückzuführen und können damit, je nach Oxidationsgrad, unterschiedlich stark ausgeprägt sein. Dies hat nicht allein Auswirkung auf die Vasorelaxation, sondern bedingt zudem eine proinflammatorische und zytotoxische Wirkung des Moleküls und erklärt, warum zahlreiche Studien ergeben, dass im Niereninsuffizienten die Erhöhung des Serum-HDL mit keinem Benefit einhergeht.

Unsere experimentellen Befunde lassen darauf schließen, dass der Anteil des oxidierten HDL als Marker für die endotheliale Dysfunktion bzw. für die Effizienz der Dialyse dienen kann. Auch könnten unsere Beobachtungen sowohl die beschleunigt fortschreitende Atherosklerose bei diesen Patienten erklären als auch eine Erklärung für eine Transplantatinsuffizienz bei Nierentransplantierten infolge einer Gefäßpathologie bieten.

Neue therapeutische Ansätze zur Steigerung des S1P-Anteils des HDL sowie zur Vermeidung einer Oxidation, insbesondere des Apo A-I, sind Ausdruck der veränderten Forschungslage und werfen zugleich viele neue Fragen auf.

Die Senkung des LDL-Spiegels bei gleichzeitiger relativer Erhöhung des HDL-Plasmaspiegels im Sinne einer Therapie mit CSE-Hemmern erscheint bei Patienten mit terminaler Niereninsuffizienz nach neuester Studienlage dahingegen nicht sinnvoll. Es ist vielmehr eine Veränderung der molekularen Zusammensetzung der Lipoproteine welche anzustreben ist, etwa durch die pharmakologische Vermeidung der Apo A-I-Oxidation.

Eine genauere Differenzierung der veränderten Morphologie sowie deren quantitatives Ausmaß ist Schwerpunkt weiterer Forschung in der Erwartung der Therapie neue Wege zu öffnen.

6. Literaturverzeichnis

1. Genest J, Jr., Marcil M, Denis M, et al. *High density lipoproteins in health and in disease.* J Investig Med 1999;47(1):31-42.

2. Nofer JR, van der Giet M, Tolle M, et al. *HDL induces NO-dependent vasorelaxation via the lysophospholipid receptor S1P3.* J Clin Invest 2004;113(4):569-81.

3. von Eckardstein A, Assmann G. *Prevention of coronary heart disease by raising high-density lipoprotein cholesterol?* Curr Opin Lipidol 2000;11(6):627-37.

4. Namboodiri KK. *Framingham Heart Study: review of genetic data and design, limitations and prospects.* Prog Clin Biol Res 1984;147:65-78.

5. Carter C. *Framingham Heart Study: discussion.* Prog Clin Biol Res 1984;147:78-83.

6. Huttunen JK, Frick MH, Heinonen OP, et al. *Helsinki Heart Study. New perspectives in the prevention of coronary heart disease.* Drugs 1988;36 Suppl 3:32-6.

7. Ballantyne CM, Olsson AG, Cook TJ, et al. *Influence of low high-density lipoprotein cholesterol and elevated triglyceride on coronary heart disease events and response to simvastatin therapy in 4S.* Circulation 2001;104(25):3046-51.

8. Schelhase T, Rübenach SP. *Die Todesursachenstatistik - Methodik und Ergebnisse 2004.* Wirtschaft und Statistik 2006(06/2006):614 - 29.

9. Yuhanna IS, Zhu Y, Cox BE, et al. *High-density lipoprotein binding to scavenger receptor-BI activates endothelial nitric oxide synthase.* Nat Med 2001;7(7):853-7.

10. Kilpatrick RD, McAllister CJ, Kovesdy CP, et al. *Association between serum lipids and survival in hemodialysis patients and impact of race.* J Am Soc Nephrol 2007;18(1):293-303.

11. Griendling KK, Alexander RW. *Oxidative stress and cardiovascular disease.* Circulation 1997;96(10):3264-5.

12. Cines DB, Pollak ES, Buck CA, et al. *Endothelial cells in physiology and in the pathophysiology of vascular disorders.* Blood 1998;91(10):3527-61.

13. Toborek M, Kaiser S. *Endothelial cell functions. Relationship to atherogenesis.* Basic Res Cardiol 1999;94(5):295-314.

14. Vanhoutte PM. *Endothelial dysfunction and atherosclerosis.* Eur Heart J 1997;18 Suppl E:E19-29.

15. Cannon RO, 3rd. *Role of nitric oxide in cardiovascular disease: focus on the endothelium.* Clin Chem 1998;44(8 Pt 2):1809-19.

16. Charles IG, Chubb A, Gill R, et al. *Cloning and expression of a rat neuronal nitric oxide synthase coding sequence in a baculovirus/insect cell system.* Biochem Biophys Res Commun 1993;196(3):1481-9.

17. MacNaul KL, Hutchinson NI. *Differential expression of iNOS and cNOS mRNA in human vascular smooth muscle cells and endothelial cells under normal and inflammatory conditions.* Biochem Biophys Res Commun 1993;196(3):1330-4.

18. Hanafy KA, Krumenacker JS, Murad F. *NO, nitrotyrosine, and cyclic GMP in signal transduction.* Med Sci Monit 2001;7(4):801-19.

19. Dimmeler S, Zeiher AM. *Nitric oxide and apoptosis: another paradigm for the double-edged role of nitric oxide.* Nitric Oxide 1997;1(4):275-81.

20. Schmidt HH, Hofmann H, Schindler U, et al. *No .NO from NO synthase.* Proc Natl Acad Sci U S A 1996;93(25):14492-7.

21. Krumenacker JS, Hanafy KA, Murad F. *Regulation of nitric oxide and soluble guanylyl cyclase.* Brain Res Bull 2004;62(6):505-15.

22. Biel M, Ludwig A, Zong X, et al. *Hyperpolarization-activated cation channels: a multi-gene family.* Rev Physiol Biochem Pharmacol 1999;136:165-81.

23. Gryglewski RJ, Chlopicki S, Niezabitowski P. *Endothelial control of coronary flow in perfused guinea pig heart.* Basic Res Cardiol 1995;90(2):119-24.

24. Lee PC, Salyapongse AN, Bragdon GA, et al. *Impaired wound healing and angiogenesis in eNOS-deficient mice.* Am J Physiol 1999;277(4 Pt 2):H1600-8.

25. Blanchard T, Bailey R, Holland M, et al. *Chlamydia pneumoniae and atherosclerosis.* Lancet 1993;341(8848):825.

26. Jayakody RL, Senaratne MP, Thomson AB, et al. *Cholesterol feeding impairs endothelium-dependent relaxation of rabbit aorta.* Can J Physiol Pharmacol 1985;63(9):1206-9.

27. Freiman PC, Mitchell GG, Heistad DD, et al. *Atherosclerosis impairs endothelium-dependent vascular relaxation to acetylcholine and thrombin in primates.* Circ Res 1986;58(6):783-9.

28. Moncada S, Palmer RM, Higgs EA. *Nitric oxide: physiology, pathophysiology, and pharmacology.* Pharmacol Rev 1991;43(2):109-42.

29. Cai H, Harrison DG. *Endothelial dysfunction in cardiovascular diseases: the role of oxidant stress.* Circ Res 2000;87(10):840-4.

30. Stehouwer CD, Lambert J, Donker AJ, et al. *Endothelial dysfunction and pathogenesis of diabetic angiopathy.* Cardiovasc Res 1997;34(1):55-68.

31. Böcker W, Denk H, Heitz PU. eds. *Pathologie / hrsg. von W[erner] Böcker, H[elmut] Denk und Ph[ilipp] U. Heitz.* 2., völlig überarb. Aufl. ed. München [etc.]: Urban & Fischer, 2001: 1196 S.

32. Stary HC. *Changes in components and structure of atherosclerotic lesions developing from childhood to middle age in coronary arteries.* Basic Res Cardiol 1994;89 Suppl 1:17-32.

33. Glagov S, Weisenberg E, Zarins CK, et al. *Compensatory enlargement of human atherosclerotic coronary arteries.* N Engl J Med 1987;316(22):1371-5.

34. Cowell SJ, Newby DE, Prescott RJ, et al. *A randomized trial of intensive lipid-lowering therapy in calcific aortic stenosis.* N Engl J Med 2005;352(23):2389-97.

35. Wanner C, Krane V, Marz W, et al. *Atorvastatin in patients with type 2 diabetes mellitus undergoing hemodialysis.* N Engl J Med 2005;353(3):238-48.

36. Kjekshus J, Pedersen TR. *Reducing the risk of coronary events: evidence from the Scandinavian Simvastatin Survival Study (4S).* Am J Cardiol 1995;76(9):64C-8C.

37. Nissen SE, Tsunoda T, Tuzcu EM, et al. *Effect of recombinant ApoA-I Milano on coronary atherosclerosis in patients with acute coronary syndromes: a randomized controlled trial.* Jama 2003;290(17):2292-300.

38. Chang TY, Chang CC, Cheng D. *Acyl-coenzyme A:cholesterol acyltransferase.* Annu Rev Biochem 1997;66:613-38.

39. Löffler G. eds. *Biochemie und Pathobiochemie.* 7., korrigierte Aufl. ed. Berlin [u.a.]: Springer, 2003: XVIII, 1267 S.

40. Napoli C. *Oxidation of LDL, atherogenesis, and apoptosis.* Ann N Y Acad Sci 2003;1010:698-709.

41. Morel DW, Hessler JR, Chisolm GM. *Low density lipoprotein cytotoxicity induced by free radical peroxidation of lipid.* J Lipid Res 1983;24(8):1070-6.

42. Carew TE, Schwenke DC, Steinberg D. *Antiatherogenic effect of probucol unrelated to its hypocholesterolemic effect: evidence that antioxidants in vivo can selectively inhibit low density lipoprotein degradation in macrophage-rich fatty streaks and slow the progression of atherosclerosis in the Watanabe heritable hyperlipidemic rabbit.* Proc Natl Acad Sci U S A 1987;84(21):7725-9.

43. Chang MY, Sasahara M, Chait A, et al. *Inhibition of hypercholesterolemia-induced atherosclerosis in the nonhuman primate by probucol. II. Cellular composition and proliferation.* Arterioscler Thromb Vasc Biol 1995;15(10):1631-40.

44. Hajjar DP, Haberland ME. *Lipoprotein trafficking in vascular cells. Molecular Trojan horses and cellular saboteurs.* J Biol Chem 1997;272(37):22975-8.

45. Khoo JC, Miller E, Pio F, et al. *Monoclonal antibodies against LDL further enhance macrophage uptake of LDL aggregates.* Arterioscler Thromb 1992;12(11):1258-66.

46. Navab M, Berliner JA, Watson AD, et al. *The Yin and Yang of oxidation in the development of the fatty streak. A review based on the 1994 George Lyman Duff Memorial Lecture.* Arterioscler Thromb Vasc Biol 1996;16(7):831-42.

47. van der Giet M, Tolle M. *Why HDL cholesterol is 'good cholesterol'.* Eur J Clin Invest 2004;34(4):247-8.

48. von Eckardstein A, Huang Y, Assmann G. *Physiological role and clinical relevance of high-density lipoprotein subclasses.* Curr Opin Lipidol 1994;5(6):404-16.

49. Assmann G, Schulte H. *Relation of high-density lipoprotein cholesterol and triglycerides to incidence of atherosclerotic coronary artery disease (the PROCAM experience). Prospective Cardiovascular Munster study.* Am J Cardiol 1992;70(7):733-7.

50. Robins SJ, Collins D, Wittes JT, et al. *Relation of gemfibrozil treatment and lipid levels with major coronary events: VA-HIT: a randomized controlled trial.* Jama 2001;285(12):1585-91.

51. Nofer JR, Assmann G. *Atheroprotective effects of high-density lipoprotein-associated lysosphingolipids.* Trends Cardiovasc Med 2005;15(7):265-71.

52. Nanjee MN, Cooke CJ, Olszewski WL, et al. *Concentrations of electrophoretic and size subclasses of apolipoprotein A-I-containing particles in human peripheral lymph.* Arterioscler Thromb Vasc Biol 2000;20(9):2148-55.

53. Heeren J, Weber W, Beisiegel U. *Intracellular processing of endocytosed triglyceride-rich lipoproteins comprises both recycling and degradation.* J Cell Sci 1999;112 (Pt 3):349-59.

54. Takahashi Y, Smith JD. *Cholesterol efflux to apolipoprotein AI involves endocytosis and resecretion in a calcium-dependent pathway.* Proc Natl Acad Sci U S A 1999;96(20):11358-63.

55. Brooks-Wilson A, Marcil M, Clee SM, et al. *Mutations in ABC1 in Tangier disease and familial high-density lipoprotein deficiency.* Nat Genet 1999;22(4):336-45.

56. Jiang XC, Bruce C, Mar J, et al. *Targeted mutation of plasma phospholipid transfer protein gene markedly reduces high-density lipoprotein levels.* J Clin Invest 1999;103(6):907-14.

57. Nofer JR, Geigenmuller S, Gopfert C, et al. *High density lipoprotein-associated lysosphingolipids reduce E-selectin expression in human endothelial cells.* Biochem Biophys Res Commun 2003;310(1):98-103.

58. Bergt C, Pennathur S, Fu X, et al. *The myeloperoxidase product hypochlorous acid oxidizes HDL in the human artery wall and impairs ABCA1-dependent cholesterol transport.* Proc Natl Acad Sci U S A 2004;101(35):13032-7.

59. Romiti E, Meacci E, Tani M, et al. *Neutral/alkaline and acid ceramidase activities are actively released by murine endothelial cells.* Biochem Biophys Res Commun 2000;275(3):746-51.

60. Cuvillier O, Pirianov G, Kleuser B, et al. *Suppression of ceramide-mediated programmed cell death by sphingosine-1-phosphate.* Nature 1996;381(6585):800-3.

61. Olivera A, Kohama T, Edsall L, et al. *Sphingosine kinase expression increases intracellular sphingosine-1-phosphate and promotes cell growth and survival.* J Cell Biol 1999;147(3):545-58.

62. Okamoto H, Takuwa N, Yokomizo T, et al. *Inhibitory regulation of Rac activation, membrane ruffling, and cell migration by the G protein-coupled sphingosine-1-phosphate receptor EDG5 but not EDG1 or EDG3.* Mol Cell Biol 2000;20(24):9247-61.

63. Kimura T, Sato K, Malchinkhuu E, et al. *High-density lipoprotein stimulates endothelial cell migration and survival through sphingosine 1-phosphate and its receptors.* Arterioscler Thromb Vasc Biol 2003;23(7):1283-8.

64. Im DS, Heise CE, Ancellin N, et al. *Characterization of a novel sphingosine 1-phosphate receptor, Edg-8.* J Biol Chem 2000;275(19):14281-6.

65. Ansell BJ, Watson KE, Fogelman AM, et al. *High-density lipoprotein function recent advances.* J Am Coll Cardiol 2005;46(10):1792-8.

66. Mulvany MJ, Halpern W. *Mechanical properties of vascular smooth muscle cells in situ.* Nature 1976;260(5552):617-9.

67. Havel RJ, Eder HA, Bragdon JH. *The distribution and chemical composition of ultracentrifugally separated lipoproteins in human serum.* J Clin Invest 1955;34(9):1345-53.

68. Chapman MJ, Goldstein S, Lagrange D, et al. *A density gradient ultracentrifugal procedure for the isolation of the major lipoprotein classes from human serum.* J Lipid Res 1981;22(2):339-58.

69. Reichl D, Miller NE. *Pathophysiology of reverse cholesterol transport. Insights from inherited disorders of lipoprotein metabolism.* Arteriosclerosis 1989;9(6):785-97.

70. Assmann G, Smootz E, Adler K, et al. *The lipoprotein abnormality in Tangier disease: quantitation of A apoproteins.* J Clin Invest 1977;59(3):565-75.

71. Serfaty-Lacrosniere C, Civeira F, Lanzberg A, et al. *Homozygous Tangier disease and cardiovascular disease.* Atherosclerosis 1994;107(1):85-98.

72. Tsai MY, Hanson NQ, Straka RJ, et al. *Effect of influenza vaccine on markers of inflammation and lipid profile.* J Lab Clin Med 2005;145(6):323-7.

73. Khovidhunkit W, Kim MS, Memon RA, et al. *Effects of infection and inflammation on lipid and lipoprotein metabolism: mechanisms and consequences to the host.* J Lipid Res 2004;45(7):1169-96.

74. Nakajima T, Origuchi N, Matsunaga T, et al. *Localization of oxidized HDL in atheromatous plaques and oxidized HDL binding sites on human aortic endothelial cells.* Ann Clin Biochem 2000;37 (Pt 2):179-86.

75. Tsumura M, Kinouchi T, Ono S, et al. *Serum lipid metabolism abnormalities and change in lipoprotein contents in patients with advanced-stage renal disease.* Clin Chim Acta 2001;314(1-2):27-37.

76. Sakai M, Miyazaki A, Sakamoto Y, et al. *Cross-linking of apolipoproteins is involved in a loss of the ligand activity of high density lipoprotein upon Cu(2+)-mediated oxidation.* FEBS Lett 1992;314(2):199-202.

77. Girona J, La Ville AE, Heras M, et al. *Oxidized lipoproteins including HDL and their lipid peroxidation products inhibit TNF-alpha secretion by THP-1 human macrophages.* Free Radic Biol Med 1997;23(4):658-67.

78. Zheng L, Settle M, Brubaker G, et al. *Localization of nitration and chlorination sites on apolipoprotein A-I catalyzed by myeloperoxidase in human atheroma and associated oxidative impairment in ABCA1-dependent cholesterol efflux from macrophages.* J Biol Chem 2005;280(1):38-47.

79. Nagano Y, Arai H, Kita T. *High density lipoprotein loses its effect to stimulate efflux of cholesterol from foam cells after oxidative modification.* Proc Natl Acad Sci U S A 1991;88(15):6457-61.

80. Daum U, Leren TP, Langer C, et al. *Multiple dysfunctions of two apolipoprotein A-I variants, apoA-I(R160L)Oslo and apoA-I(P165R), that are associated with hypoalphalipoproteinemia in heterozygous carriers.* J Lipid Res 1999;40(3):486-94.

81. Franceschini G, Calabresi L, Chiesa G, et al. *Increased cholesterol efflux potential of sera from ApoA-IMilano carriers and transgenic mice.* Arterioscler Thromb Vasc Biol 1999;19(5):1257-62.

82. Hahn M, Subbiah MT. *Significant association of lipid peroxidation products with high density lipoproteins.* Biochem Mol Biol Int 1994;33(4):699-704.

83. Maier JA, Barenghi L, Pagani F, et al. *The protective role of high-density lipoprotein on oxidized-low-density-lipoprotein-induced U937/endothelial cell interactions.* Eur J Biochem 1994;221(1):35-41.

84. Rozenberg O, Rosenblat M, Coleman R, et al. *Paraoxonase (PON1) deficiency is associated with increased macrophage oxidative stress: studies in PON1-knockout mice.* Free Radic Biol Med 2003;34(6):774-84.

85. Aviram M, Rosenblat M, Bisgaier CL, et al. *Paraoxonase inhibits high-density lipoprotein oxidation and preserves its functions. A possible peroxidative role for paraoxonase.* J Clin Invest 1998;101(8):1581-90.

86. Aviram M. *Macrophage foam cell formation during early atherogenesis is determined by the balance between pro-oxidants and anti-oxidants in arterial cells and blood lipoproteins.* Antioxid Redox Signal 1999;1(4):585-94.

87. Cabana VG, Reardon CA, Feng N, et al. *Serum paraoxonase: effect of the apolipoprotein composition of HDL and the acute phase response.* J Lipid Res 2003;44(4):780-92.

88. Van Lenten BJ, Wagner AC, Nayak DP, et al. *High-density lipoprotein loses its anti-inflammatory properties during acute influenza a infection.* Circulation 2001;103(18):2283-8.

89. Jaouad L, Milochevitch C, Khalil A. *PON1 paraoxonase activity is reduced during HDL oxidation and is an indicator of HDL antioxidant capacity.* Free Radic Res 2003;37(1):77-83.

90. Dirican M, Akca R, Sarandol E, et al. *Serum paraoxonase activity in uremic predialysis and hemodialysis patients.* J Nephrol 2004;17(6):813-8.

91. Pfohl M, Koch M, Enderle MD, et al. *Paraoxonase 192 Gln/Arg gene polymorphism, coronary artery disease, and myocardial infarction in type 2 diabetes.* Diabetes 1999;48(3):623-7.

92. Duell PB, Oram JF, Bierman EL. *Nonenzymatic glycosylation of HDL resulting in inhibition of high-affinity binding to cultured human fibroblasts.* Diabetes 1990;39(10):1257-63.

93. Rashduni DL, Rifici VA, Schneider SH, et al. *Glycation of high-density lipoprotein does not increase its susceptibility to oxidation or diminish its cholesterol efflux capacity.* Metabolism 1999;48(2):139-43.

94. Pieper GM, Dondlinger L. *Glucose elevations alter bradykinin-stimulated intracellular calcium accumulation in cultured endothelial cells.* Cardiovasc Res 1997;34(1):169-78.

95. Assanasen C, Mineo C, Seetharam D, et al. *Cholesterol binding, efflux, and a PDZ-interacting domain of scavenger receptor-BI mediate HDL-initiated signaling.* J Clin Invest 2005;115(4):969-77.

96. Xavier HT, Abdalla DS, Martinez TL, et al. *Effects of oxidized LDL on in vitro proliferation and spontaneous motility of human coronary artery endothelial cells.* Arq Bras Cardiol 2004;83(6):493-7; 88-92.

97. Tepel M, Zidek W. *N-Acetylcysteine in nephrology; contrast nephropathy and beyond.* Curr Opin Nephrol Hypertens 2004;13(6):649-54.

98. Tepel M, van der Giet M, Statz M, et al. *The antioxidant acetylcysteine reduces cardiovascular events in patients with end-stage renal failure: a randomized, controlled trial.* Circulation 2003;107(7):992-5.

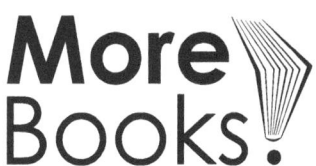

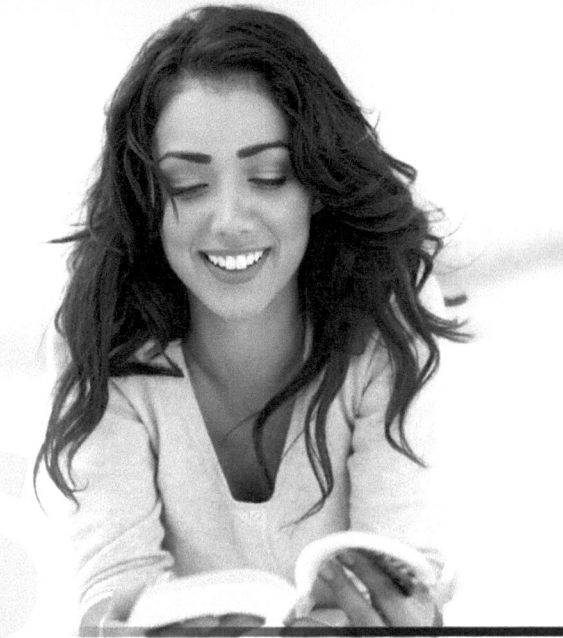

i want morebooks!

Buy your books fast and straightforward online - at one of world's fastest growing online book stores! Environmentally sound due to Print-on-Demand technologies.

Buy your books online at
www.get-morebooks.com

Kaufen Sie Ihre Bücher schnell und unkompliziert online – auf einer der am schnellsten wachsenden Buchhandelsplattformen weltweit! Dank Print-On-Demand umwelt- und ressourcenschonend produziert.

Bücher schneller online kaufen
www.morebooks.de

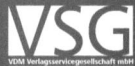

VDM Verlagsservicegesellschaft mbH
Heinrich-Böcking-Str. 6-8   Telefon: +49 681 3720 174   info@vdm-vsg.de
D - 66121 Saarbrücken   Telefax: +49 681 3720 1749   www.vdm-vsg.de

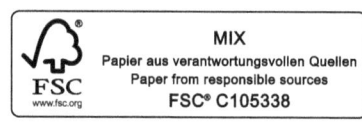

Printed by Books on Demand GmbH, Norderstedt / Germany